Das Yogasutra nach Patanjali

Wie Du die Essenz des Yogas in Deinen Alltag integrierst

Atma Shakti

ISBN: 978-3-96735-000-5

Index

In den heute sehr hektischen Zeiten suchen viele Menschen immer mehr nach einem Ausgleich, der ihnen ermöglicht, sich innerlich zu sammeln, sich zu entspannen und zu finden, vom Alltag kurzzeitig abzuschalten und sich intensiver mit sich selbst auseinanderzusetzen. Für die geistige Suche und für das Leben sind diese Prozesse sehr wichtig. Das Reflektieren über sich selbst gestattet die Hinterfragung der eigenen Gedanken und des eigenen Handelns. Aus solchen tieferen Überlegungen geht der Mensch gestärkt hervor, mit der Erkenntnis, was er kann, was er ist und was er vom Leben erwartet.

Die gesellschaftlichen Anforderungen sind allerdings erheblich gewachsen. Der Mensch ist informierter, gesünder, stärker, anspruchsvoller und fortschrittlicher. Dennoch sind nicht alle Schritte auch gut für die innere Balance. Mit dem Streben und dem ständigen Setzen von Zielen wächst die Unsicherheit, mit den hohen Anforderungen auch die Versagensangst und der Zweifel. Gerade der westliche Mensch wird verstärkt darauf hingelenkt, auf Erfolg, Ehrgeiz und Besitz, auf Wunschvorstellungen und Sehnsüchte zu setzen, während es im Leben eigentlich auf ganz andere Dinge ankommt und gerade dieses Denken auch viel Leid nach sich zieht. Alles Materielle ist zwar bequem und beruhigend, jedoch nie beständig und schon gar nicht auf Dauer erfüllend. Wahre Zufriedenheit erreicht der Mensch nur dann, wenn er sich selbst als reich und vom Leben beschenkt empfindet, wenn er versteht, den Augenblick zu leben, und wenn er sich weder an die Vergangenheit noch an eine fiktive Zukunft klammert. Wenn er wahrhaft verstanden hat, dass wahrer Reichtum nur im Inneren liegt.

1.

Die Grundlagen des Yogas

Der bewusste Geist hat eine unbegrenzte Macht und kreiert darum auch seine eigene Gefangenschaft. So mächtig ist der Mensch, dass er sich sowohl seine eigenen Wege anlegt als auch die eigenen Stolperfallen gestaltet. Erkenntnisse werden durch innere Erfahrungen und äußerliche Prozesse und Eindrücke gewonnen. Wer sich jedoch nur am Außen orientiert, begibt sich in die Gefahr, von diesem verschluckt zu werden. Selbst der Versuch einer Anpassung an äußere Gegebenheiten ermöglicht nicht, den Zustand der Zufriedenheit auf Dauer zu erreichen.

Die Buddhisten empfinden die Realität als eine Illusion. Damit ist nicht gemeint, dass die Wirklichkeit nicht existiert, sondern dass sich jeder Mensch diese durch seine Vorstellungen formt und damit ein eigenes Abbild des Wirklichen kreiert. Alles, was wir sehen, wird auch durch unsere Emotionen und Erfahrungen bestimmt. Was wir nicht kennen, bleibt uns letztendlich verborgen.

Der Mensch sieht entsprechend durch eine Art Schleier, der das wahrhafte Sein verformt. Sein Körper fungiert dabei wie ein Sender und Empfänger. Die Sinnesorgane empfangen, die Bewegungsorgane senden. Über beide regiert der Geist, wobei nicht die reine Gehirnaktivität gemeint ist, sondern auch die tiefere Schicht des Denkens und Empfindens. Hängt jedoch vor diesem Bewusstsein der Schleier der Unwissenheit, trübt sich die Erkenntnis. Leicht lebt der Mensch in seinen eigenen Begrenzungen, geschaffen durch seinen

Verstand, der alles kontrollieren will und damit die offenen Bereiche automatisch blockiert. Das ist jedoch alles andere als ein natürlicher Zustand.

Yoga ist der Weg, diesen Schleier zu entfernen, den Geist zu klären und das Ego aufzulösen. Letzteres ist eine der gefährlichsten Masken, die der Mensch aufsetzt und die er für echt hält, während es dennoch nur eine Verkleidung und Eigenschöpfung ist, die im Grunde gar nicht existiert. Für diese Erkenntnis ist jedoch die tiefere Auseinandersetzung mit sich selbst notwendig. Ein Erforschen des denkenden Selbst ist notwendig, das im Sanskrit „Chitta" genannt wird und den kompletten mentalen Bereich unseres Denkens umfasst. Dieses bildet sich als urteilendes Selbst permanent eine Meinung und verschleiert so die Wirklichkeit.

Tatsächlich hat das menschliche Bewusstsein darüber hinaus auch andere Möglichkeiten der Wahrnehmung als ausschließlich über die Sinnesorgane, über das Denken und das Fühlen. Wird die Wahrnehmung erweitert, ist es, als ob der Blinde wieder sehen kann. Auch die höhere Schau und das höhere Bewusstsein unterstehen bestimmten Gesetzen, die der Mensch in Konzentration und Meditation erreichen und durchbrechen kann. Yoga dient als Reinigung und Schulung für den Körper, die Sinne und den Geist. Es besteht aus Kontemplation, Konzentration und Meditation und gestattet dem Menschen, die wahre Form seines Selbst zu entschlüsseln, das hinter der Maske des Egos liegt und dabei immer allgegenwärtig und allmächtig ist.

Yoga ist die Verbindung aus geistiger und körperlicher Findung, eine philosophische Lehre und Praxisanwendung, die uralte Wurzeln hat und auf tiefen Kenntnissen und Erfahrungen beruht. Dazu bietet Yoga den Weg mit methodischen Übungen, Kontrolle über die eigene psychische und physische Natur zu erlangen. Heutige Konzepte sind modern angepasst, enthalten dabei auch erweiterte oder vereinfachte Übungen für die Meditation und innere Sammlung, für körperliche Fitness und Lebensfreude. Mit Yoga sollen besonders die unkontrolliert schweifenden Gedanken in Einklang gebracht und das Bewusstsein geöffnet werden.

Im Bereich des Yogas gibt es ganz verschiedene Richtungen, den Körper und Geist zu schulen. Während einige Yogarichtungen auch das Göttliche, die Askese und das Karma mit einbeziehen, sind andere mehr auf das Geist-Körper-Prinzip ausgelegt oder verbinden die geistige Suche mit einer bewussten und vegetarischen Ernährung.

Dabei vermitteln jedoch alle Yogawege, dass der Mensch mehr als nur Körper und Geist ist, dass er nicht nur auf sein Selbst und Bewusstsein beschränkt bleiben muss, sondern mit allem verbunden ist. Dass er das nicht sofort spürt, beruht darauf, dass sich der Mensch durch die Entwicklung der Zeit in einer Art „Unwissenheit“ befindet und nicht mehr im Einklang mit sich selbst ist. Durch Yoga tritt er entsprechend eine innere Reise an, die aus Meditation, Atmung, Bewusstwerdung und Selbstfindung besteht und mehrere Etappen und Stufen enthält. Durch Yoga wird sich der Mensch entsprechend über sein wahres Selbst klar.

Die innere Selbstfindung ist im Grunde dann erreicht, wenn das Außen nicht mehr als ein getrennter Bereich empfunden wird, stattdessen das Selbst in einer Art höchster Empfindung aufgeht und sich ganz mit sich selbst und dem Außen identifizieren kann.

Das Außen ist immer empfundene Trennung, solange daneben auch das innere Selbst nicht entschlüsselt ist. Wie oft sagt sich der Mensch, dass er nicht weiß, wer er ist und zu was er fähig ist. Versucht er dann, sich selbst zu hinterfragen, stößt er auf noch mehr verschlossene Türen und verzweigte Wege, und das Außen bleibt immer noch eine vom Inneren getrennte Sphäre, die auch als bedrohlich empfunden werden kann, eben, weil sie getrennt vom Selbst wirkt. Jeder sieht dabei sein Umfeld auf seine Weise, sodass es auch möglich ist, das Außen und das Innere zu vereinen. Verschmelzen diese in einer tiefen Auseinandersetzung und Meditation, hebt sich auch die Trennung und damit das auf, was Angst, Bedrohlichkeit oder Unsicherheit hervorruft.

Dieser innere Zustand der Erkenntnis ist im Grunde dann gegeben, wenn eine wahre Empfindung erreicht ist, ohne dass sich etwas dazwischen drängt, ohne dass die Stille und der Selbstgenuss in der meditativen Phase gestört oder unterbrochen werden und ohne dass sich das störende Ego in irgendeiner Form als grübelnder Faktor dazwischenschiebt. Stattdessen lösen sich das Außen und das Selbst auf und verschmelzen miteinander. Wenn es niemanden mehr gibt, der sich oder das, was er tut, empfindet und betrachtet, endet das Drama der Teilung von Innen und Außen.

Dieses Glück kennt dann auch kein Selbst mehr, sondern nur noch den Zustand völligen Einsseins. Das Selbstsein verwandelt sich dann in eine Ichvergessenheit. Nimmt sich das Ich nicht mehr wahr, kann es mit allem verbunden sein und erreicht so einen höheren Zustand. Reflektiert das Ich nicht mehr über sich selbst oder über das, was es gerade empfindet, fühlt es die reine Emotion. Selbst der Körper verschwindet für diesen Moment und genau das ist Yoga.

2.

Die Basis aller Yoga-Wege - das Yogasutra

Eine der ersten und tieferen Auseinandersetzungen mit der Materie des Yogas ist das Yogasutra von Patanjali. Dieser hat Yoga in vier Kapiteln und 196 Sutren erklärt. Dabei hat er weder den Begriff noch das System geprägt. In der Kultur Indiens sind die Wurzeln tief verankert. So gibt es auch Yoga-Symbole oder Skulpturen, die die Yogastellungen einnehmen, die bis heute verwendet werden und die älter als das Yogasutra sind.

Vielmehr wird angenommen, dass Patanjali bereits vorhandene Konzepte und Überlieferungen zusammengefasst hat. Da es sich hierbei um knappe und prägnante Verse handelt, ist der Deutungsspielraum natürlich umso größer. Dennoch zielen die Sutren darauf ab, die Materie ganz genau zu erklären und dem Menschen erkenntlich zu machen, wie er sein Leben bewusst gestalten kann und mittels Yoga zur inneren Weisheit und Erkenntnis gelangt. Eine tiefere Auseinandersetzung ermöglicht nicht nur neue Sichtweisen, sondern auch, über den Deutungsraum das eigene Selbst besser kennenzulernen. Das letzte Ziel ist aber die Erleuchtung, die weit über der Selbsterkenntnis und Selbstfindung steht.

Yoga bedeutet immer das gleichzeitige Bewusstmachen und Loslassen, die Konzentration und Entspannung, die Suche und Findung mit der Belohnung des Seins im Hier und Jetzt. Solche Momente sind natürlich nicht leicht zu erreichen, dennoch bietet Yoga nicht nur das Wiederfinden solcher intensiv empfundenen Phasen durch gezielte Übung und Konzentration, sondern vor allen Dingen die allmähliche Veränderung des Menschen zu einem bewussten und zufriedenen Leben hin. Patanjali spricht in fast allen Kapiteln von Erleuchtung und Vollkommenheit, wobei diese Begriffe weitaus mehr beinhalten, als es auf den ersten Blick erscheinen mag. Auch sind die von ihm verwendeten Bilder und Worte vielschichtig.

Das Yogasutra kann als eine Art Leitfaden in die Lehre des Yogas verstanden werden. Es besteht aus Sutren, die wörtlich übersetzt auch „Faden" bedeuten und im damaligen Indien ein gängiger und verbreiteter literarischer Ausdruck waren, um Inhalte in kurzen Sätzen festzuhalten und einem Publikum vermitteln zu können. Das Yogasutra bildet im Yoga eine der Grundschriften und Standardwerke für die daraus entstandenen zahlreichen Yogarichtungen. Das Werk ist in Sanskrit geschrieben und besteht aus sehr prägnant verfassten Merksätzen, die sowohl den philosophischen als auch praktischen Anspruch beinhalten, entsprechend Theorie und Praxis. Dafür muss jedoch eine Art Vorkenntnis vorhanden sein, ebenso ist es wichtig, sich auf die Materie ganz einzulassen.

Über den Verfasser Patanjali ist zwar wenig bekannt, jedoch lebte er wohl im 2. Jahrhundert n. Chr. und war ein indischer Weiser und Yogameister. Gegenüber modernen Konzepten bleibt Patanjalis Werk klar, bescheiden und rein und hat seine Wurzeln im „Samkhya-Yoga". Der Name steht dafür, dass das Yogasutra sowohl das Physische als auch das Metaphysische miteinbezieht und nicht alleine nur die körperliche Praxis und Atemübung oder nur die geistige Kontemplation beinhaltet. Körper und Geist bilden eine harmonische Einheit und arbeiten, laut Patanjali, auch immer zusammen. Dazu unterscheidet sich sein Werk zur atheistisch ausgerichteten „Samkya-Philosophie" durch den Faktor „Gott", der eine wichtige Rolle spielt.

Auch die Seele bleibt nicht unerwähnt, die in der Anlage göttlich sein soll, durch Unwissenheit jedoch ihre wahre Form verbirgt oder noch nicht erreicht hat. Durch das Alltagsbewusstsein jedes Menschen beginnt er, sich mit der äußeren Welt immer mehr zu identifizieren, konfrontiert mit nur oberflächlichen Dingen, die nach und nach seine Identität prägen. Das wahre und ewige Selbst oder, für westliche Begriffe besser verständlich, die Seele, wird dann nicht mehr erkannt. Durch Yoga kann die Seele erweckt werden und in ihrem wirklichen Licht erscheinen. Dafür gibt es eine große Anzahl verschiedener Praktiken. Einfluss darauf nehmen jedoch, nach Patanjali, auch immer die eigene geistige Entwicklung und Offenheit, das eigene Denken und Fühlen, das Karma, die persönlichen Umstände und die Zeit.

3.

Yogasutra und Yogapraxis

Leben, Denken und Fühlen verursachen immer Leid. Um die Ursachen genauer zu ergründen und damit das Leidbehaftete zu reduzieren, ist das Yogasutra in vier Kapitel geteilt, die verschieden ausgerichtet sind, als zentralen Grundkern jedoch eine Art Anleitung enthalten, das denkende und leidbehaftete Selbst vom klaren und erkennenden Selbst bzw. Bewusstsein zu unterscheiden und durch letzteres zu ersetzen.

Während das urteilende Denken nur Meinung, Eindruck oder Erinnerung ist, sieht das wahre Bewusstsein klar und ohne Urteil und damit dann auch ohne Leid. Aus der Erkenntnis, dass äußere Umstände unbeständig sind, stetig wechseln und der Veränderung unterliegen, wächst das Bewusstsein und akzeptiert das Leben in seiner reinen Form. Wer sich diesem wilden Fluss an Ereignissen jedoch unreflektiert unterwirft, wird mitgerissen und ist hilflos ausgeliefert. Yoga dagegen bildet das rettende Schiff, das die geeigneten Segel setzt und die Kontrolle wieder in die Hand des Praktizierenden legt.

Aus dem Yogasutra ist das bekannte Raja-Yoga entstanden, das den achtfachen Pfad als tiefes Grundprinzip enthält und die Beherrschung und Entwicklung des Geistes im Sinne hat. Vorreiter ist das Ashtanga-Yoga von Patanjali, das die acht Stufen „Yama“, „Niyama“, „Asana“, „Pranayama“, „Pratvahara“, „Dharana“, „Dhyana“ und

„Samadhi“ als Weg vorschlägt und die dabei auch aufeinander aufbaue n, der Reinigung und Findung und schließlich der Erleuchtung dienen. Schritt für Schritt führt Yoga entsprechend zur Vollendung, zum Über- und Einheitsbewusstsein, das mit „Samadhi“ bezeichnet wird und im Yogasystem die achte und gleichzeitig höchste Stufe einnimmt.

Der Weg über die acht Stufen geht über ethische Verhaltensregeln, Regeln der Selbstdisziplin, die Schulung und die Reinigung des Geistes und Körpers durch Yoga Stellungen, die „Asana“ genannt werden, über die Atemkontrolle, den Rückzug aus der Außenwelt, die Konzentration, Meditation und Kontemplation. Nach den Regeln des Yogasutras hängt das Leben jedes Menschen von der Natur der Geisteststoffe ab, die als „Cittam“ bezeichnet werden. Diese gilt es durch Konzentration zu reinigen. Ziel des Yogas ist dabei nicht, metaphysische Theorien zu formulieren, sondern den Menschen durch eine praktische Methode zu sich selbst zu führen.

Bekannt ist, dass der Mensch schon immer danach gestrebt hat, Erleuchtung zu erlangen und im Sinne der Meditation in das Nirwana einzugehen, jenes höhere Nichts und Alles, das hinter allem liegt und die Auflösung des leidbehafteten Daseins verspricht. Yoga lässt sich dabei zwar philosophisch erfassen, bedarf jedoch unbedingt der Praxis, um zur wahren Erkenntnis zu gelangen. Es genügt nicht, sich mit der Yogalehre zu befassen und auseinanderzusetzen, indem man den Anweisungen Patanjalis folgt oder diese alleine mit dem Verstand erfasst. Es ist eine tiefe, innere Kontemplation mit der Welt, dem Sein, dem eigenen Selbst und der Seele.

Bei Patanjali spielt auch das Göttliche eine Rolle, wobei hier nicht alleine eine höhere Macht, sondern vor allen Dingen die in jedem Menschen vorhandene Energie gemeint ist, die durch die Auflösung von Selbst und Außenwelt als ewig verbundene Elemente auch überall zu finden ist und damit der Vorstellung Gottes ähnelt. Diese göttliche Energie und wahre Natur jedes Menschen kann durch Yoga geweckt werden und genauso bei nicht Praktizierenden ein Leben lang verborgen bleiben. Das Selbst ist dabei immer gleich und bildet eine Einheit oder eine höhere Natur, die gleichzeitig mit der ewigen Energie verbunden ist. Alles Leiden hat den Kern in Unwissenheit. Und diese soll beseitigt werden, um so auch Leiden im Leben zu vermeiden.

4.

Sinn und Ursprung des Yogasutras

Bereits das erste Kapitel im Yogasutra ist richtungsweisend für die Yogalehre. Hier wurde ein Ursprungstext kreiert, dessen Entstehungszeitraum nicht genau bekannt ist, ebenso wie die Zeit, in der Patanjali gelebt hat. Schätzungen gehen davon aus, dass das Yogasutra etwa im 2. bis 4. Jahrhundert n. Chr. geschrieben wurde. Bald darauf folgten erste Deutungen, Kommentare und Übersetzungen, während die Sutren genauso über eine längere Zeit ganz in Vergessenheit gerieten. Bekannter waren z. B. die „Upanishaden", das „Bhagavad Gita" oder das „Yoga Vasistha", Werke, die ebenfalls die Grundlagen des Yogas beschreiben.

Erst im 20. Jahrhundert wurde das Yogasutra wieder neu entdeckt, besonders im Westen. Der gesamte Text ist zwar von Patanjali geschrieben und auch in seiner Art zu Denken ausgelegt, er basiert jedoch größtenteils auf Praktiken aus dem „Samkhya", das sich, nach Ansicht des Verfassers, bewährt hat. Dieses wiederum ist ein Teil der Ayurveda-Philosophie und bestimmt als dualistisches und vor allen Dingen atheistisches Philosophiesystem u. a. auch, wie bei der Meditation geatmet wird. Der Urtext stammt aus der Feder des Weisen Kapila und betrachtet das Bewusstsein, die Seele und Urnatur, wobei davon ausgegangen wird, dass sich Seele und Urnatur getrennt haben und wieder zueinander geführt werden müssen. Die Urnatur, die im Sanskrit „Prakriti" genannt wird, manifestiert sich in der Welt als kosmische Schwingungen, die wiederum „Spandana“ heißen. Die Seele nimmt währenddessen etliche Gestalten an und vergisst durch die Identifikation mit der Außenwelt das wahre innere Wesen. Daraus entsteht Nichtwissen und Leiden.

Im Yogasutra beschreibt Patanjali den eigentlichen Weg des Raja-Yogas, wobei die Schrift deutlich zeigt, dass der Verfasser Kenntnisse für das „Samkhya“ voraussetzt. Allerdings ändert sich das noch atheistisch geprägte Konzept und richtet sich bei Patanjali besonders daraufhin aus, dass alle Bewegungen des Geistes ausgelöscht werden sollen, damit dieser zur Ruhe kommen kann, wobei einer der Meditationswege auch das Gebet und die Hingabe an Gott enthält oder auf das Göttliche aufbaut.

Viele Yogalehrer verweisen immer wieder darauf, dass die Yogalehre zwar mit dem Verstand erfasst werden kann, dass jedoch der Weg der Erkenntnis nur über die tiefere Auseinandersetzung erfolgen kann. Worte bleiben immer unvollständig und können die Wirklichkeit nur zum Teil darstellen. Daher versucht Patanjali Verse zu erschaffen, die so knapp sind, dass sie das Wesentliche beinhalten sollen, um damit auf eine tiefere Wirklichkeit hinzuweisen. Das ist im Yogasutra durch die Suggestivform und durch verschlüsselte Hinweise möglich. Erkenntnis erlangt daher nur derjenige, der tiefer in die Materie eindringt. Patanjali wollte für Eingeweihte schreiben und verzichtet auf umfassende Erklärungen.

Das macht jedoch die Deutung und Übersetzung für die Nachkommen umso schwieriger. Es gibt viele Interpretationen, die sich in ihrer Auslegung sogar widersprechen. Die Form dieser Dichtung im Sutra bzw. Faden der Yogalehre verzichtet auf Überschüssiges und stellt nur in Form von grammatikalisch unvollständigen Sätzen das Wesentliche dar. Das erfordert eine umfassende Deutung und das Überschauen aller Zusammenhänge.

Eine der ersten, bekannteren Übersetzungen des Yogasutras ist die von Vyasa, die aus dem 5. Jahrhundert n. Chr. stammt und mittlerweile selbst als Klassiker gilt. Kritisiert wurde allerdings Vyasas Version aufgrund ihres doktrinären Charakters. Eine weitere Version gibt es von Shankara, einem indischen Philosophen, oder von König Bhoja, die im 11. Jahrhundert n. Chr. erschien und „Rajamartanda“ heißt.

In moderner Zeit haben sich z. B. R. Sriram, T. Krishnamacharya oder dessen Sohn T. K. V. Desikachar an eine Deutung gesetzt. Letzterer versucht, die kurzen Sätze weniger philosophisch darzustellen und auf das reine Konzept zu vereinfachen, was dem Yogasutra teilweise auch den Charme und das Poetische nimmt. B. R. Sriram wiederum legt den Schwerpunkt auf den abstrakten Sinn. Beide Yogalehrer orientieren sich am Yogasutra, um die eigene Yogamethode darzustellen. Etwas ausführlicher ist T. Krishnamacharya, der auch als „Vater des modernen Yogas“ bezeichnet wird und das „Hatha Yoga“ wieder populär gemacht hat.

5.

Der indische Weise und Verfasser Patanjali

Wer aber war nun Patanjali? Über sein Leben ist so gut wie nichts bekannt. Sicherlich war er ein spirituell Suchender, der sich mit der Yogaphilosophie auskannte und diese vermitteln wollte. Er lebte in Indien und war auch zu seiner Zeit als Gelehrter unterwegs. Nicht ganz sicher ist, ob Patanjali durch die buddhistische Tradition beeinflusst wurde oder Buddha durch ihn. Das liegt daran, dass nicht genau bekannt ist, ob der Verfasser vor oder nach Buddha gelebt hat.

Entscheidend jedoch ist, dass Patanjali das Yogasutra als eine der wichtigsten Schriften geschrieben hat und diese die Grundlage für das Raja-Yoga bildet. Gelesen werden sollte das Werk nie wie eine Schrift oder ein Roman, sondern vielmehr durch Erfassen der Worte und einer eigenen Erweiterung des Gelesenen. So verwischt Patanjali als Person ist, so vielschichtig ist seine Hinterlassenschaft.

Das Yogasutra ist die Krönung seines Schaffens, während er auch ein Werk über Grammatik und eine Abhandlung über das Ayurveda geschrieben haben soll. Hier bildet sich das Ziel des Yogas heraus, dass der Mensch die sich ihm entgegenstellenden Widerstände nach und nach beseitigt, um am Ende Erleuchtung zu erlangen. Das ist durch die drei Elemente „Leidenschaft“, „Selbsterforschung“ und „Hingabe“ möglich, ohne welche Yoga nicht betrieben werden kann, und natürlich auch immer wieder durch Gleichmut und Üben. Yoga ist auch die Unterwerfung niedriger Wünsche. Von der Unwahrheit wechselt der Anwendende zur Wahrheit, sich selbst und anderen gegenüber, von der Dunkelheit in das Licht, vom Leiden zur Zufriedenheit, von der Unwirklichkeit ins Wirkliche.

An Widerständen definiert Patanjali fünf verschiedene, die überwunden werden müssen. Das sind „Avidya“, „Asmita“, „Raga“, „Dvesha“ und „Abhinivesha“. Ins Deutsche übersetzt bedeuten sie: falsches Wissen, Egoismus, blinder Gehorsam, blinde Abneigung und unbegründete Angst vor dem Tod. Liest man derartig alte Werke, kommen einem häufig die Gedanken, dass derjenige, der da schrieb, seit Jahrhunderten tot ist und bereits im Leben die Angst davor überwunden haben mag.

Über Patanjali kursieren etliche Legenden, die, wie es sich für einen Weisen dieser Zeit gehört, auch mystische Züge tragen, ähnlich wie die Geschichten um Siddhartha. Eine davon erzählt, dass Patanjali seiner Mutter Gonika, einer Asketin und Einsiedlerin, als winzige Schlange in die Hand fiel, als diese den Sonnengott „Syrya“ um einen Sohn und Schüler bat.

Auch soll Patanjali als Lehrer in seiner Weitergabe des Wissens an seine Schüler sehr streng gewesen sein. So heißt es in einer anderen Legende, er hätte mit seinen Schülern lediglich durch einen Schleier gesprochen und jedem gedroht, ihn zu töten, wenn er versucht, den Schleier zu lüften. Als ein Schüler dann doch diesen Schritt wagt, bricht ein Feuer aus, bei dem alle sterben. Lediglich ein Schüler, der auf der Toilette war, überlebt das Unglück, das als Strafe für das Schleierlüften interpretiert wurde. Er ist dann derjenige, der Patanjalis Wissen weitergeben konnte.

Geprägt hat Patanjali vor allen Dingen den achtgliedrigen Weg des Yogas, der für alle Yoga-Richtungen gilt und im Yogasutra im zweiten und dritten Kapitel erklärt wird. Er umfasst folgende acht Stufen:

- „Yama“ - die Haltung anderen gegenüber (Ethik und Moral)
- „Niyama“ - die Haltung sich selbst gegenüber (Selbstdisziplin)
- „Asana“ - die Yoga Stellungen und Übungen (die körperliche Disziplin)
- „Pranayama“ - die mentale Disziplin und die richtige Atmung beim Yoga
- „Pratyahara“ - die Disziplin, die Sinne auf das Innere zu richten (Sinneskontrolle)
- „Dharana“ - die Konzentration
- „Dhyana“ - die Meditation
- „Samadhi“ - die Vollendung, Versenkung und die Verwirklichung des höheren Selbst

Patanjali wird künstlerisch, aufgrund seiner Legendenbildung, gerne als Mischwesen dargestellt, besitzt einen männlichen Oberkörper und Kopf, jedoch einen schlangenförmigen Unterkörper. Die Schlange ist mit ihm eng verbunden und ist Sinnbild für die kosmische Schlange „Ananta“. Im Sanskrit bezeichnet das Wort „Ananta“ gleichzeitig Vishnu und die Schlange, auf der er ruht. Ebenso steht es für Unendlichkeit.

Andere Darstellungsformen von Patanjali sind der reine Schlangenkörper, viele Schlangenköpfe auf einem menschlichen Leib, ein Mensch mit mehreren Gliedmaßen oder mit einer von fünf Kobras über dem Kopf, die einen Königsschirm über ihm bildet. Dabei nimmt Patanjali den Namaste- oder Mudra-Gruß und die dazugehörige Haltung ein, indem er die Hände vor seinen Brustkörper faltet. Besitzt er mehrere Gliedmaßen, hat er in den Händen meistens ein brennendes Rad, ein Muschelhorn oder ein Schwert. Das brennende Rad ist das Chakra oder das Rad des Lebens. Es steht für die Unendlichkeit und das Element „Feuer“. Das Muschelhorn symbolisiert den göttlichen Schall, der alles durchdringt, und das Schwert, das eher selten ist, benennt die Scharfsinnigkeit und Erkenntnis.

Patanjalis Name wiederum besteht aus zwei Wörtern, aus „Pat“ und „Anjali“. „Pat“ heißt „Fallen“ oder „Herabsinken“ und „Anjali“ bedeutet die ehrfürchtige Verneigung. Damit ist die Legende seiner Geburt mit einbezogen und ebenso die tiefe Demut des Yogameisters ausgedrückt, die allgemein ein Grundkonzept des Yogas ist. Demut oder Achtsamkeit gegenüber dem Leben, den Mitmenschen, sich selbst und der Natur gegenüber ermöglicht erst Erkenntnis. Das Streben richtet sich auf ein friedliches und erkennendes Dasein aus. Die vielgestaltige Welt wechselt zum einheitlichen Sehen und ist damit Befreiung.

6.

Die einzelnen Kapitel und Sutren des Yogasutras

Im Sanskrit heißt das Kapitel „Pada“ und bedeutet wortwörtlich „der Fuß“. Insgesamt wird das Yogasutra durch vier Kapitel bzw. Abschnitte strukturiert, die in sich auch abgeschlossen sind und gleichzeitig aufeinander verweisen, dabei von der Theorie zur Praxis führen und schließlich den Weg zur Befreiung aufzeigen.

Sie heißen „Samadhi Pada“ oder der Zustand, „Sadhana Pada“ oder der Weg, „Vibhuti Pada“ als die praktische Umsetzung und genaue Erklärung des achtgliedrigen Wegs und „Kaivalya Pada“ als die Einheit und das Ziel der Freiheit.

Zusammengenommen enthalten die Kapitel 196 Sutren, wobei das erste Kapitel 51 Verse, das zweite 55 Verse, das dritte 56 Verse und das vierte 34 Verse aufweist. Alle zusammen erfassen den menschlichen Geist als Einheit und zeigen, wie es möglich ist, über diesen hinaus zu gelangen. Hier erfolgt nun eine ausführliche Erklärung aller Sutren, wobei es nicht so sehr um eine Wort-für-Wort-Übersetzung geht, sondern um das Erfassen des tieferen Sinns im Deutungsrahmen. Daher ist eine Einführung in das Sanskrit für jedes einzelne Wort nicht notwendig. Alle Sutren werden direkt ins Deutsche übertragen und so flüssiger vermittelt.

6.1

Kapitel I – Samadhi Pada

Das erste Kapitel dient Patanjali dazu, Yoga als Zustand genauer zu definieren und die Grundlagen aufzuzeigen. Yoga bleibt dabei ein Prozess von mehreren Stufen, die aufeinander aufbauen und den Zustand einer tiefen Meditation und Versenkung möglich machen. „Samadhi“ wird auch mit „Erleuchtung“ übersetzt und ist der Moment, an dem das Bewusstsein über den unbewussten Zustand hinauswächst. Dabei schildert Patanjali die Vorgehensweise und die Zusammenhänge, ohne bereits die dazugehörigen Übungen zu benennen. Diese werden im zweiten Kapitel näher beschrieben.

१ अथ योगानुशासनम्

I./1. - Jetzt wird die Erfahrung des Yogas dargelegt.

Dieses erste Sutra beinhaltet nicht nur den Verweis des Verfassers darauf, Yoga erklären zu wollen, sondern vereint bereits drei wichtige Zustände des Seins. Hinweise sind das „Jetzt“, die Erfahrung und die Auseinandersetzung.

Yoga ist das Einssein mit allem. Der Zustand ist gleichbleibend und nur möglich im Hier und Jetzt. Daher ist der Zustand nur im Jetzt erfahrbar, ohne Blick auf Vergangenes und ohne den Blick in die Zukunft. Nur in diesem Moment ist die Einheit vollständig und ganz.

Damit leitet Patanjali seine Philosophie ein, die im Jetzt beginnt und mit der Führung aller 196 Sutren dann als Einheit gesehen wird, die sich wie ein Kreislauf schließt und durch die Form gleichzeitig ewig ist. Die Auseinandersetzung ist notwendig, beinhaltet aber im Erkennen die Auflösung des Wunsches, sich mit den Weltdingen auseinandersetzen zu wollen.

---

२ अथ योगानुशासनम्

I./2. - Yoga ist die Beruhigung der Geistesbewegungen.

Der Vers ist im Grunde nur eine Aneinanderreihung der Worte „Yoga“, „Wesen“, „Gedanken“ und „Ruhe“. Patanjali beschreibt die Bewegungen des Geistes als unruhigen Wellengang. Daher wird dieser Vers auch häufig mit dem Zur-Ruhe-Bringen der Geisteswellen übersetzt. Das Sanskritwort „vritti“ bedeutet sowohl „Welle“ als auch „Gedanke“ und wird als Eindruck immer auch durch Vorurteile bestimmt, die wiederum die Wahrnehmung beeinflussen.

Die Wasseroberfläche als Bild wäre still und glatt ohne Wellen. Das Wasser wird jedoch durch Wellen getrübt und im klaren Blick auf den Grund verzerrt. Selbiges geschieht mit unserer Sicht, die durch Urteil, Gedankenimpulse und Gewohnheit verklärt ist.

Das Wort „chitta“, das dem „vritti“ vorausgeht, steht für „das Wesen“ und „den Gedanken“. Beide sind bei den meisten Menschen verhüllt, sodass sie die Welt und ihre Umgebung wie durch einen Schleier betrachten und auch sich selbst nicht wahrnehmen. Das Abbild wird entsprechend durch die Farbgebung dieses Schleiers bestimmt, sodass ein echter Blick auf das Geschehen nicht möglich ist. Für real dagegen hält der Mensch alles, was ihm durch den Kopf geht. Diese flüchtigen Momentaufnahmen und Gedankenimpulse machen die tiefere Reflexion unmöglich. Daher gilt es, diese durch Yoga unter Kontrolle zu bringen.

---

३ तदा द्रष्टुः स्वरूपेऽवस्थानम्

I./3. - So erlangt das wahre Selbst die Erkenntnis über die eigene Natur.

Ist statt der Gedankenimpulse eine tiefere Reflexion möglich, ist der Praktizierende durch Yoga in der Lage, sein wahres Bewusstsein zu erkennen und dadurch Zufriedenheit zu erlangen. Die wahre Natur seiner selbst kann jeder entdecken, da sie als Ur-Quelle in uns liegt und lediglich durch Unkenntnis verborgen bleibt. Die Bindung an Eindrücke verschwindet mit Yoga und damit auch die ständige Identifikation mit den äußeren Dingen.

All das sind entscheidende Auslöser für Unruhe, Leiden und die verzerrte Wahrnehmung über das, was wir erfahren und über das, was wir wirklich sind. Das höhere Selbst dagegen blickt ruhig und wahrhaftig, verschmilzt zu einer Einheit mit allem. Der Mensch ist nicht nur Körper oder nur Geist, nicht sein Ego und nicht seine Gedanken. Er ist mit allem verbunden und bildet selbst eine Einheit aus Geist, Körper, Seele und Welt.

---

४ वृत्तिसारूप्यमितरत्र

I./4. - Ohne die Erkenntnis fühlt sich der Mensch identisch mit dem, was er erlebt und denkt.

Wir sind ständig mit Ereignissen, Gefühlen und Gemütszuständen konfrontiert, mit denen wir uns immerfort identifizieren. Das kann soweit führen, dass der Mensch sein Selbst nicht erkennt und sich dann wundert, wenn äußere Begebenheiten ihn ständig umwerfen oder irritieren. Gibt man diesen Impulsen jedoch nicht nach, verblassen sie nach und nach, obwohl, laut Patanjali, das Selbst ohne diese kurzzeitige Anhaftung nicht existieren kann.

Der Geist kann mehrere Grundzustände annehmen. Er kann ohne Gedanken sein, voller Konzentration, er kann sich sammeln oder zerstreut und deprimiert sein. Letztere Gedanken bewirken bei dem Beispiel mit dem Wasser einen trüben und verschmutzten Zustand. Der auf dem Grund liegende Bewusstseinsschatz wird nicht erblickt, stattdessen dominieren Gedankenimpulse das Selbst, indem es sich schwach, traurig, unvermögend und einsam fühlt.

Die Art der Gedanken bestimmt die Emotion. Auch glückliche Momente sind möglich, während diese von den äußerlichen Bedingungen und Erlebnissen erzeugt werden und damit keinen Bestand haben. So können selbst schöne Erlebnisse Leid verursachen, da sie immer vergänglich sind. Ist der Geist wiederum zerstreut, erfasst er wenig und die Gedanken springen wildgeworden von einem Ereignis zum anderen. Konzentration und Sammlung ist notwendig, um den Geist zurück zu seinem ruhenden Punkt zu bringen. Ganz ohne Gedanken ist der Mensch selten. Dann hätte er das anhaftende Selbst aufgelöst, was im Leben nicht so schnell möglich ist.

---

५ वृत्तयः पञ्चतय्यः क्लिष्टाक्लिष्टाः

I./5. - Fünf Arten von Gedankenimpulsen existieren.
Die einen sind leidvoll, andere nicht.

Kein Mensch kann permanent glücklich und zufrieden sein, schon alleine darum nicht, weil dieser Zustand wahrscheinlich den Verstand kostet. Gedanken sind nicht durchweg negativ oder zu konfus, sie können auch angenehm und erbauend sein. Dennoch löst dieser Gedankenfluss immer wieder Probleme aus und beeinflusst das Gemüt und die Emotionen. Freudvolle und einheitliche Gedanken gibt es, laut Patanjali, nicht. Sie sind, wie dieses Sutra vermittelt, entweder schmerzhaft oder nicht schmerzhaft, dabei aber leider immer emotional gesteuert.

---

६ प्रमाणविपर्ययविकल्पनिद्रास्मृतयः

I./6. - Die Gedankenimpulse werden durch korrektes Wissen, durch Irrtum, durch Einbildung, durch Schlaf ohne Traum und durch die Erinnerung bestimmt.

Nun benennt Patanjali die fünf Arten der Impulse. Dieses Sutra ist klar und verständlich. Möglich sind Kenntnisse und Wissen, genauso wie falsch Verstandenes oder die subjektive Deutung. Dinge können durch die eigene Wahrnehmung verzerrt werden und sind dann nur Einbildung. Ebenso wirkt der Schlaf auf die Gedankenwelt, wenn er traumlos erfolgt. Die Gedanken verschwinden zwar im Moment des Schlafes, das Bewusstsein arbeitet jedoch weiter.

Besonders stark wirken Erinnerungen auf die Gedankenwellen. Sie bewirken Freude und Schmerz, daneben eine Anzahl anderer Emotionen. Am gefährlichsten ist jedoch das Anhaften an Vergangenes, zumal das, was vorbei ist, nicht mehr geändert werden kann. Die meisten Menschen bilden ihre gesamte Persönlichkeit durch Erlebtes und die Erinnerung, z. B. an ihre Kindheit, ihre erste Liebe, an Erfolgserlebnisse und ähnliches. Das Leidbehaftete dieser Emotionen soll durch Yoga umgangen werden, da selbst glückliche Momente nur sichtbar machen, dass sie vorübergezogen sind und nicht im Hier und Jetzt existieren. Vergangenes und auch Zukünftiges bleibt eine reine Fiktion.

७ प्रत्यक्षानुमानागमाः प्रमाणानि

I./7. - Die richtige Auffassung ist durch direkte Wahrnehmung, richtiges Schlussfolgern und die daraus gebildete Aussage möglich.

Im Bereich des Yogas und auch in vielen integralen Philosophierichtungen wird der Geist unterschieden. Er kann einmal reine Gehirnaktivität sein, die sogar messbar ist, er kann Verstand sein, indem er Überlegungen anstellt, er kann spiritueller Geist sein, wobei die nicht rationalen Ebenen gemeint sind, und er kann höherer Geist sein, wobei die wahre Natur und das Göttliche benannt werden.

Der Geist selbst ist dabei ein Ganzes und gleichzeitig Werkzeug und Instrument. Körper und Gehirn sind zwar eine Einheit, jedoch noch lange nicht ausschließlich das wahre Selbst. Dennoch dienen sie uns als Ausdrucksmittel und dazu, Erfahrungen zu sammeln und an ihnen zu wachsen. Auch das Unterbewusste hat Wirkung auf unser Denken. Dieses ist mit „chitta" ebenfalls gemeint, das im weiteren Sinn immer den ganzen Geist bezeichnet, im engeren Zusammenhang jedoch eher den Zustand der Gedankenanhaftung und das Ich bzw. Ego. All das bildet die mentale Welt.

८ विपर्ययो मिथ्याज्ञानमतद्रूपप्रतिष्ठम्

I./8. - Das Irrtümliche ist immer irritiertes oder getäuschtes Wissen und fern der eigentlichen Sache.

Der Mensch irrt sich häufig, dabei auch häufiger, als er annimmt. Was sich richtig anfühlt oder als Wissen irgendwo aufgeschnappt wird und nicht selbst entschlüsselt wurde, kann den Irrtum nicht sichtbar machen. Auch angelerntes Wissen bleibt ein toter Gegenstand, wenn die Erfahrung nicht selbst gemacht wurde. Auf dem Irrtum zu beharren, birgt die Gefahr in sich, sich auf etwas zu versteifen und die wahren Inhalte dahinter nicht zu erfassen. Daneben existiert das intuitive Wissen als eine Ahnung, die sich häufig als richtig herausstellt oder im Ereignis eintrifft. Dieses Wissen ist spontan, wird jedoch in der modernen Welt als Humbug abgetan. Es tritt aus den Tiefen des Unbewussten hervor und kann etwas wahrnehmen, was der Verstand nicht erschließt. Durch seine eigene Begrenzung stagniert er in dem, was er zu wissen glaubt.

---

९ शब्दज्ञानानुपाती वस्तुशून्यो विकल्पः

I./9. - Die Einbildung hat keinen Bezug zur Realität und entsteht durch Wort-Irrtum.

Die Einbildung ist an dieser Stelle als eine wörtliche Täuschung gemeint. Die Übersetzung dieses Verses ist schwierig, da hier der Bezug auf das Wort fällt, während es im Zusammenhang weniger Sinn ergibt. Gemeint ist, dass sich alleine der Mensch durch Worte ausdrückt und über diese kommuniziert. Das bringt mit sich, dass er durch die ihn erreichenden Worte beeinflusst wird, auch in Form von Suggestion, Affirmation oder Einbildung und Selbstkreation.

---

१० अभावप्रत्ययालम्बना तमोवृत्तिर्निद्रा

I./10. - Ein Gedankenimpuls, der keinen tieferen Inhalt hat, wird als Schlaf bezeichnet.

Schlaf erlaubt dem Menschen häufig, abzuschalten. Dabei kann Schlaf sogar Flucht sein. Dennoch ruht das Bewusstsein nie. Genauso gibt es unter den Gedankenwellen flüchtige und gedankenlose Eindrücke. Diese ähneln dem Schlaf ohne Traum. Sie ziehen vorüber, während der Mensch durch diese Gedanken weder klüger noch weiser wird. Auch der Schlaf bietet keinerlei Erlösung. Er ist nur eine Art temporäre Auszeit.

---

११ अनुभूतविषयासंप्रमोषः स्मृतिः

I./11. - Das Erinnern erlaubt das Bewahren vergangener Momente und Erfahrungen.

Die Erinnerung spendet dem Menschen Trost und ist immer auch Sehnsucht nach der Vergangenheit. Alle vergangenen Erfahrungen können jederzeit im Geist hochspülen. Daher gehört auch dieses Erleben zu den Gedankenwellen, die den Geist beeinflussen.

Das Klammern an Vergangenes weckt Leiden, da das Erlebte nicht zurückgeholt oder noch einmal genauso gefühlt werden kann. Gerade der älter werdende Mensch beginnt, mehr in der Vergangenheit als im Hier und Jetzt zu leben. Was zählt, ist jedoch nur die Gegenwart, da diese der einzige Augenblick ist, der wirklich bleibt und der das direkte Agieren ermöglicht.

---

१२ अभ्यासवैराग्याभ्यां तन्निरोधः

I./12. - Die Kontrolle des Bewusstseins ist nur durch Nichtanhaftung und Übung möglich.

Erst, wenn der Mensch loslässt und gegenüber allem, was ihm begegnet und geschieht, gleichmütig wird, wenn er weder Wert auf Lob noch auf Kritik legt, weder auf Schmerz noch auf Vergnügen, weder auf Besitz noch auf Besitzlosigkeit, ist er wahrhaft frei. Das ist nur durch Übung möglich, wenn der Geist unter Kontrolle gebracht ist.

---

१३ तत्र स्थितौ यत्नोऽभ्यासः

I./13. - Das Üben ist die Bemühung um die Geistesruhe.

Ein Bewusstseinszustand, bei dem alles Geschehen gleichmütig und ohne Emotionsausbruch und Gedankentoben erfasst wird, ist nicht einfach zu erreichen und erfordert auch für den Praktizierenden tägliches Üben und das immer wieder Sichtbarmachen der eigenen Handlungen und Gedankengänge. Dabei soll der Gedanke nicht bewusst gegriffen und angestrengt durchdacht werden. Die Übung erfordert vielmehr, sich darum zu bemühen, die innere Ruhe des Geistes anzustreben und den Gedankenstrom fließen zu lassen, ohne ihn festhalten zu wollen. Bestimmte Übungen im Yoga zielen genau auf diesen Prozess ab. Die Beherrschung des Geistes kann entsprechend, laut Patanjali, gelernt werden. Dabei wird das Verkrampfte durch die Entspannung ersetzt.

---

१४ स तु दीर्घकालनैरन्तर्यसत्कारादरासेवितो दृढभूमिः

I./14. - Die Übung gewinnt an Festigkeit, wenn sie über einen langen Zeitraum regelmäßig und mit Hingabe praktiziert wird.

Wie alles, dem man sich mit Hingabe und wahrer Kontemplation widmet, kann auch die Kontrolle der Gedanken zu einer Praxis und erfahrenen Übung werden. Dafür muss diese täglich und mit Achtsamkeit ausgeführt werden.

Patanjali spricht von einem Übungsfundament, das durch Meditation und Kontemplation seinen eigentlichen Zweck erfüllt. Yoga ist entsprechend keine Praxis, die ab und zu oder je nach Lust und Laune ausgeübt wird. Mit der Regelmäßigkeit verändert sich auch das Bewusstsein des Praktizierenden. Er nimmt intensiver wahr, ist spiritueller und seiner selbst mehr bewusst. Damit erreicht er den ersten Schritt zur Selbstverwirklichung, ohne dass ihn äußerliche Eindrücke oder Erinnerungen zu stark irritieren. Alle Antworten liegen immer in uns selbst. Es kommt nur darauf an, durch Yoga die richtigen Fragen zu stellen.

१५ दृष्टानुश्रविकविषयवितृष्णस्य वशीकारसंज्ञा वैराग्यम्

I./15. - Nichtanhaftung ist Bewusstwerdung ohne Verlangen nach sichtbaren und nicht sichtbaren Objekten.

Wer sich von Erfahrungen, Erlebnissen, äußeren und inneren Geschehnissen nicht mehr beeinflussen lässt, wird damit belohnt, keine Wünsche und damit keine Sehnsüchte mehr zu haben. Er ist zufrieden mit dem, was er hat, mit dem, was er ist, und lebt ganz im Hier und Jetzt. Alles, was unser Streben ausmacht, ist nichts Anderes als Durst und Gier. Wir sehen etwas und wollen es auch besitzen. Wir wünschen uns etwas Besseres und verachten damit das, was wir bereits haben. Das bringt unsere Gelassenheit aus dem Gleichgewicht. In Harmonie lebt nur der, der zufrieden mit dem Jetzt-Zustand ist und dabei achtsam auf die Welt blickt.

---

१६ तत्परं पुरुषख्यातेः गुणवैतृष्ण्यम्

I./16. - Das höhere Selbst kennt kein Anhaften und ist durch die Erkenntnis seiner wahren Natur frei von Gier.

Gemeint ist, dass das Bewusstwerden der eigenen wahren Natur nur mit Entsagung und Wunschlosigkeit möglich ist. Der Wunsch erzeugt Gier und Gier erzeugt Leiden. Das ermöglicht nie das Ruhen in sich selbst.

Auch wenn Yoga eine Weile praktiziert wird, sind festsitzende Wünsche und Gewohnheiten nicht so leicht zu beseitigen. Wunschlosigkeit ermöglicht Befreiung von Sehnsucht und Suche. Sie ist durch Leidenschaftslosigkeit bzw. die Kontrolle der Emotionen möglich, durch die Befreiung von Verlangen und durch das Begreifen, worin der Unterschied beider Erfahrungswerte liegt. Patanjali legt Wert auf das

„vairagya“, das „Gelassenheit“ oder „Gleichmut“ heißt und weniger Kontrolle als Willensanstrengung erfordert, um so die tiefere Ebene des Nichtanhaftens zu erreichen.

---

१७ वितर्कविचारानन्दास्मितारुपानुगमात् संप्रज्ञातः

I./17. - Erkenntnis findet nie ohne Denken, ohne Überlegung, ohne Freude und Ich-Empfinden statt.

Bevor ein höherer Bewusstseinszustand und die Erfahrung der wahren Natur möglich sind, kann Erkenntnis nur über die gewohnten Wege erfolgen. Durch Nachdenken, durch schöne Erlebnisse und durch das Erforschen des eigenen Egos ist dies möglich.

Das Ego wird oftmals als „das Ich“ bezeichnet und ist jene Maske, die der Mensch als Persönlichkeit bildet und für wirklich hält. Das Ich ist aus den Erinnerungen, Erlebnissen, den eigenen gewonnenen Kenntnissen und Begegnungen entstanden. Es wächst in seiner Form, wenn es mit weiteren Inhalten gefüttert wird.

Das Ego muss jedoch erst abgelegt und überwunden werden, wobei der Mensch sich dann nicht selbst verliert, sondern darunter das wirkliche Selbst entdeckt. Erreicht werden kann diese Erkenntnis durch Meditation und Kontemplation. Der physische Körper lebt nie im abstrakten Nichts. Daher ist das Erfassen des Selbst, das dem Ich zunächst noch abstrakt erscheint, nur über Brücken und Übungsschritte möglich.

---

१८ विरामप्रत्ययाभ्यासपूर्वः संस्कारशेषोऽन्यः

I./18. - Durch das Loslassen der Gedankeninhalte und des Egos wird ein Zustand des Einsseins erreicht, während lediglich unbewusste Vorgänge weiterhin aktiv sind.

Hier beginnt der erste Schritt zur Selbstverwirklichung. Gedanken, die nicht wir, sondern die uns kontrollieren, gibt es nicht mehr. Sie fliegen wie Wolken dahin, während Bedürfnisse und Wünsche nachlassen und das Erleben im Hier und Jetzt an Bedeutung gewinnt. Am Ende des Lebens ist ein aktives Handeln nicht mehr notwendig. Vergleichbar ist dieser Zustand mit dem völligen Vertrauen in ein Schicksal oder in Gott.

---

१९ भवप्रत्ययो विदेहप्रकृतिलयानाम्

I./19. - Dieser Zustand führt zu einem Eins-Werden mit der Vergangenheit und Gegenwart. Das Bewusstsein wird durch das Werden geleitet.

Statt zurückzublicken, werden die Sinne nach vorne gerichtet, während davon abzuraten ist, sich die Zukunft in bunten Farben auszumalen. Vielmehr wird aus dem Sprung in ein mögliches Werden die Gegenwart besser wahrgenommen. Manchen Menschen fällt dieses Erleben und Wahrnehmen leichter, für andere ist es schwer. Nach Patanjali kann das damit zusammenhängen, dass frühere Leben vorausgingen, in denen der Mensch eine höhere oder niedrige Stufe der Verwirklichung erreicht hat.

---

२० श्रद्धावीर्यस्मृतिसमाधिप्रज्ञापूर्वक इतरेषाम्

I./20. - Auch durch Glaube und Willen, durch Aufmerksamkeit und durch Erfahrung ist klares Bewusstsein möglich.

Willenskraft ist hier nicht negativ als eine bemühte Anstrengung oder Verbissenheit gemeint, sondern als Glaube und Vertrauen in sich selbst, den eigenen Geist auf das Wesentliche auszurichten. Was einigen Menschen auf natürlichem Weg durch einen ausgeprägten Sinn zur Intuition und durch ein Bewusstsein für spirituelle Wege möglich ist, kann ein anderer Mensch mit Erkenntnis und Erfahrung gewinnen, wenn er bereit ist, seinen Geist für höhere Ebenen zu öffnen und wenn er bewusster auf das Geschehen um sich herumblickt.

---

२१ तीव्रसंवेगानामासन्नः

I./21. - Möglich ist das Eins-Werden durch den Einsatz der inneren Energie.

Das heißt nichts anderes, als dass durch Übung und intensives Streben nach Erkenntnis ein innerer Raum geöffnet wird, durch den erfahren werden kann, welche innere Macht in uns selbst steckt. Die Lebensenergie wird in der östlichen Philosophie als Teilbestand von Geist und Körper gesehen. Sie dient der Aufrechterhaltung des inneren Gleichgewichts und ist das Lebensfeuer für alle geistigen und körperlichen Vorgänge.

---

२२ मृदुमध्याधिमात्रत्वात्ततोऽपि विशेषः

I./22. - Das Streben nach Erkenntnis kann kraftvoll, mittelmäßig oder gering ausfallen.

Abhängig ist der Weg zur Erkenntnis immer von der Persönlichkeit des Menschen selbst und von der Ausprägung seiner inneren Energie. Ist diese kraftvoll und aktiv, fällt es leichter, den Geist unter Kontrolle zu bringen und sich mit tieferen Bewusstseinsebenen zu befassen. Ist diese eher mäßig ausgeprägt, ist mehr Übung und Willenskraft notwendig.

---

२३ ईश्वरप्रणिधानाद्वा

I./23. - Ein weiterer Weg ist die Hingabe zu Gott.

Hier folgt ein Vers, der sich deutlich von den vorangegangenen atheistischen Ausrichtungen unterscheidet. Bei Patanjali ist auch das Göttliche Teil der Erkenntnis, wobei ein alles umfassender Wesensgrund als Ursprungsquelle gemeint ist. Patanjali selbst erläutert nicht genau, was er mit Gott meint. Der Begriff wird jedoch im Zusammenhang sichtbar und vermittelt den tiefen Glauben an die Sache, ebenso wie die Hingabe und das Vertrauen in den göttlichen Ursprung.

---

२४ क्लेशकर्मविपाकाशयैरपरामृष्टः पुरुषविशेष ईश्वरः

I./24. - Das Göttliche ist ein gesondertes Bewusstseinszentrum, das frei von Leid, Wünschen und Karma ist.

In Indien spielt das Karma eine wichtige Rolle und bestimmt die Schwierigkeiten und Leiden des Menschen mit, da davon ausgegangen wird, dass die vorherigen Leben einen Einfluss auf das jetzige Leben haben. Die Befreiung vom Karma ist nur möglich, wenn das jetzige Leben intensiv genutzt und achtsam gelebt wird. Jede Handlung hat entsprechend eine Wirkung, aus jeder Aktion entsteht eine Reaktion. Wird diese positiv gelenkt, kann Einfluss auf das Leben genommen werden. Das Göttliche als Befreiung und Raum ohne Leiden und Wünsche ist der angestrebte Zustand. Bei Patanjali wird Gott „ishvara“ genannt.

---

२५ तत्र निरतिशयं सर्वज्ञबीजम्

I./25. - In Gott ist die höchste Allwissenheit enthalten.

Im tiefen Vertrauen auf einen göttlichen Ursprung ist die Erkenntnis des höheren Wissens möglich. Das erfordert die Überschreitung der rational erfassbaren Ebenen und die Akzeptanz der nicht rationalen Ebenen. Durch Meditation kann ein gläubiger Mensch in Gott Energie und Kraft finden. Meditation erfolgt so dann z. B. durch ein Gebet oder die Visualisierung eines Gottes bzw. einer Gottgestalt.

---

२६ स एष पूर्वेषामपि गुरुः कालेनानवच्छेदात्

I./26. - Jener Gott ist der Ursprung, der durch die Zeit nicht begrenzt ist.

Im Yoga ist zwar ein Selbstüben möglich, empfohlen wird aber von allen Schriften die Hilfe durch einen Lehrer. Patanjalis Gott ist der ursprüngliche Lehrer und erschafft in den indischen Gestalten, wie Vishnu oder Shiva, die eigene Manifestation in der Welt. Als reine Energie ist er weder an Raum noch an Zeit gebunden. Das Göttliche als Ursprung ist daher der Lehrer von allen Lehrern und Praktizierenden. Der direkte Zugang ist durch Glaube, Meditation und Gebet möglich.

---

२७ तस्य वाचकः प्रणवः

I./27. - Der Klang für Gott ist „Om".

Sowohl im Hinduismus als auch im Buddhismus ist die Silbe „Om" ein erhabenes Symbol und gleichzeitig ein Mantra, das die spirituelle Kraft lenken soll. Genauso ist es, nach Patanjali, das Symbol für Gott oder das Göttliche. Es wird beim Rezitieren durch das Ein- und Ausatmen begleitet. Der Klang ermöglicht Entspannung und tiefere Bewusstwerdung. Er erlaubt, den inneren Raum der Stille zu betreten und das Echo als reine und erhabene Vibration zu vernehmen.

---

२८ तज्जपस्तदर्थभावनम्

I./28. - Die Silbe „Om“ soll mit Gefühl und Bewusstsein ständig wiederholt werden.

Der Klang dieser geistigen Mantra-Meditation gestattet die Erkenntnis des tieferen Sinns. Durch Wiederholung ist das Lauschen in sich selbst möglich. Die seichte Bewegung der Innerlichkeit wird durch das „Om“ wie ein See weiter geglättet und ermöglicht eine Hinführung zum göttlichen Ursprung oder wahren Selbst. Die Rezitation des Mantras ist eine weitere Meditationstechnik, die Patanjali vorschlägt. Andere sind etwas abstrakter und nur für Fortgeschrittene geeignet.

---

२९ ततः प्रत्यक्चेतनाधिगमोऽप्यन्तरायाभवश्च

I./29. - Die Wiederholung ermöglicht erleuchtete Innenschau, wodurch Widerstände verschwinden.

Bei der üblichen Nachdenklichkeit kann es passieren, dass wir schnell im Sumpf unserer Gedankenwelten versinken. Bei einem gelassenen Gemütszustand ist das angenehm, bei Unruhe und Unzufriedenheit eher belastend. Durch die wiederholte Rezitation der Silbe „ Om“ werden Gedanken besänftigt und folgen dem konzentrierten Klang. Nicht nur der Ton, auch der Beginn selbst erfordern Konzentration und Bewusstwerdung. Die Gedanken werden klarer und leichter. Löst sich der Knoten, werden die möglichen Lösungen und Wege sichtbarer. Meistens versperrt der verzweifelte Wunsch nach einem Ausweg die Sicht auf die geöffneten Türen. Durch Meditation können auf Fragen Antworten gefunden werden. Hindernisse und Widerstände werden so aus dem Weg geräumt.

**३० व्याधिस्त्यानसंशयप्रमादालस्याविरतिभ्रान्तिदर्शनालब्धभूमि
कत्वानवस्थितत्वानि चित्तविक्षेपास्तेऽन्तरायाः**

I./30. - Widerstände und Ablenkungen treten durch Krankheit, geistige Trägheit, durch Gleichgültigkeit, Zweifel, Antriebslosigkeit, durch Täuschung, Verlangen, Genusssucht und Unrast auf.

Der Geist wird von allerlei Dingen abgelenkt und benötigt daher das immer wieder neue Konzentrieren auf sich selbst. Einfluss auf die Störung der inneren Gelassenheit haben Krankheiten oder Schmerzen, Trägheit, Zweifel und Unentschlossenheit, auch Achtlosigkeit, Verlangen, innere Unruhe oder Gier und Fanatismus. Diese Antriebe gilt es durch Yoga aufzulösen oder ihnen zu widerstehen.

Bedacht werden kann dabei immer, dass die meisten Menschen tagtäglich mit verschiedenen Problemen kämpfen. Nie sind wir in dem, was uns im Leben begegnet, alleine oder machen eine weltweit neue Erfahrung. Das Gemeinsame hilft dabei, mit dem Gegebenen umzugehen, selbst mit Krankheit und Tod. Meditation wiederum beruhigt die Nerven und gestattet das Sichtbarmachen von Lösungen.

---

३१ दुःखदौर्मनस्याङ्गमेजयत्वश्वासप्रश्वासाविक्षेपसहभुवः

I./31. - Ein zerstreuter Geist drückt sich durch Unruhe und Nervosität, durch Niedergeschlagenheit, Leiden und unregelmäßiges Atmen aus.

Hier verweist Patanjali im Speziellen auf die Begleiterscheinungen und Symptome, durch die sich Widerstände und Hindernisse im Handeln und Fühlen bemerkbar machen. Daher ist es auch möglich, über die eigene Handlungsweise herauszufinden, ob ein inneres Gleichgewicht besteht oder nicht. Nicht immer ist ein Entschlüsseln auf rationalem Weg möglich. Das bedeutet, dass z. B. eine tiefere Depression nicht sofort ihren Ursprung aufzeigt, sondern sich lediglich in Traurigkeit und Zweifel äußert. Yoga soll helfen, diese inneren Abgründe zu überwinden.

---

३२ तत्प्रतिषेधार्थमेकतत्त्वाभ्यासः

I./32. - Beseitigt werden diese Widerstände durch das Streben nach Einheitlichkeit und Wahrheit.

Yoga ist auch Ablenkung von diesen Zuständen. Patanjali empfiehlt beim Erkennen solcher Symptome eines verwirrten Geisteszustandes, das Vorgehen nicht analysieren zu wollen, sondern sich auf die Meditation zu konzentrieren, die auf den Aspekt der Wahrheit ausgerichtet ist. So kann sich der Geist wieder sammeln, ohne tiefer in die Abgrundmaterie einzudringen. Meistens ist dadurch ein Loslassen möglich, durch das wiederum neue Sichtweisen und Wege möglich sind. Im Meditieren über den Wahrheitsgrund erhebt sich der Geist und gleichzeitig klären sich die Sinne.

---

३३ मैत्रीकरुणामुदितोपेक्षाणां सुखदुःखपुण्यापुण्यविषयाणां भावनातश्चित्तप्रसादनम्

I./33. - Klarheit und innere Ruhe erlangt der Geist durch die Reaktion von Liebe, Mitgefühl und Heiterkeit bei der Begegnung mit Glücklichen, durch Gleichmut bei der Konfrontation mit Böswilligkeit, Schmerz und Laster.

Yoga und Meditation sind an einem stillen Ort einfach und leicht, da lediglich das eigene Innere zur Ruhe gebracht werden muss. Sobald der Praktizierende dann jedoch wieder mit dem gewöhnlichen Alltag und der Begegnung mit Umwelt und Mensch konfrontiert wird, ist die gelassene Haltung nicht immer gleichbleibend.

Daher ist es, nach Patanjali, wichtig, sich in der Reaktion auf Begebenheiten zu üben und über Mitgefühl, Heiterkeit und Gleichmut zu meditieren. Diese Gefühle können verstärkt und dann auch in der direkten Ereigniswelt genutzt werden.

Das betrifft nicht nur normale Begegnungen, sondern auch die Konfrontation mit schwierigen Umständen. Wer Gelassenheit übt und verinnerlicht, kann mit Schmerz und Traurigkeit besser umgehen. Die Art der Verinnerlichung wird Eigenschaftsmeditation genannt.

३४ प्रच्छर्दनविधारणाभ्यां वा प्राणस्य

I./34. - Gelassenheit kann auch durch die kontrollierte Atmung erreicht werden.

Zur Meditation beim Yoga gehört die richtige Atemtechnik. Diese gestattet, tiefer in das eigene Innere einzudringen, in sich hinein zu lauschen und sich ganz auf das Ein- und Ausatmen zu konzentrieren, um das Gedankenchaos zur Ruhe zu bringen.

Richtig Atmen ist auch nach der Meditation im täglichen Leben wirksam, kann z. B. bei nervösen oder sehr unruhigen Menschen die Momente der Aufregung auflösen und ihnen mehr Festigkeit, Stärke und Gleichmut verleihen. Atmung und die eigene Gemütsverfassung stehen im engen Zusammenhang und können so, nach Patanjali, auch beherrscht werden.

Die Atempraktiken spielen bei vielen Yogarichtungen eine Rolle, so beim Hatha- oder Kundalini-Yoga. Der Geist, die Atmung und die Lebensenergie sind verbunden und verändern sich in der Abstimmung aufeinander.

---

३५ विषयवती वा प्रवृत्तिरुत्पन्ना मनसः स्थितिनिबन्धिनी

I./35. - Bei der Konzentration aller Sinne erreicht der Geist mehr Festigkeit.

Bei der Meditation geht es nicht alleine nur darum, in sich selbst hineinzuhören und die eigenen Sinne und Gedanken auf einen Punkt zu konzentrieren, wodurch sich die Emotionen beruhigen und der Geist die Gedankenwelle besser kontrolliert, auch höhere Sinne können dabei aktiviert werden, die dann Einfluss auf die Lebensenergie, Organe, das Gemüt und die Zufriedenheit nehmen.

Eine Möglichkeit ist die Konzentration auf den subtilen Klang in den Ohren als ein zunächst leises Rauschen, das zu einer erhabenen Melodie heranwachsen kann. Alleine durch Konzentration ist die Erfahrung möglich und unterstützt die innere Ruhe. Auch ein höheres Sehen ist möglich, indem vor dem inneren Auge mit geschlossenen Lidern Bilder entstehen und ein berauschendes Licht. Zunächst beginnt es, sich flackernd zu äußern und gewinnt dann an Stille und Gleichmäßigkeit. Durch alles kann der Geist gefestigt werden.

---

३६ विशोका वा ज्योतिष्मती

I./36. - Bei allem hilft die Vorstellung, sorglos zu sein und voll von einem leuchtenden Licht.

Die Vorstellung, innerlich zu leuchten, kann den Körper auf eine Art reinigen, sodass das Licht auch mächtiger wird und alles einnimmt. Dieses ist fern von allem Leid und ermöglicht den Augenblick im Hier und Jetzt voller Schönheit und Helligkeit. Bei der Meditation im Yoga hilft es, das eigene Selbst auf einen inneren Ruhepol zu lenken, der unveränderlich ist, um sich tiefer zu versenken. Das Licht bildet diesen Pol als immer gleiche Vorstellung.

---

३७ वीतरागविषयं वा चित्तम्

I./37. - Oder es folgt die Konzentration auf jene, die Anhaftung und Gier bereits überwunden haben.

Damit sind die Zuwendung und das tiefe Vertrauen zum Yogalehrer gemeint. Gerade Meditation und Yoga erfordern einen geübten Menschen, der den Schüler in die Materie einführt und ihn auf seinem Weg unterstützt. Alleine lässt sich Yoga zwar trainieren, jedoch nie im tieferen Kern erfassen.

Meditiert werden kann dann darauf, sich vorzustellen, wie der Yogalehrer selbst zu seiner inneren Gelassenheit gefunden hat, welche Versuchungen und Leidenschaften er hinter sich gebracht und wie er es geschafft hat, seine Weisheit weiterzugeben und selbst im Alltag anzuwenden. Die Vollkommenheit des Meisters ist spirituell und erlaubt auch dem Schüler, den gleichen Weg gehen zu können, wenn er bereit ist, sich darauf einzulassen.

---

३८ स्वप्ननिद्राज्ञानालम्बनं वा

I./38. - Genutzt werden kann auch das gewonnene Wissen aus Träumen und Schlaf.

Patanjali meint hier weniger die Traumdeutung, sondern die Möglichkeit, durch die Ruhe im Schlaf den Zugang zum Unterbewussten zu öffnen und auch darüber zu reflektieren. Ein Traum kann dazu dienen, die geheimen Pforten in diese Hintergründe zu öffnen. Wenn Yoga regelmäßig und langfristig betrieben wird, werden die Träume mit der Zeit weniger und in ihrem Inhalt auch spiritueller. Das Unterbewusstsein ist gereinigter und benötigt durch die meditative Praxis nicht mehr so lange, um die Tageseindrücke zu verarbeiten.

---

३९ यथाभिमतध्यानाद्वा

I./39. - Die Wahl kann immer auf die einem als angenehm erscheinende Meditation fallen.

Wie die Menschen verschieden sind, sind auch die Entspannungstechniken verschieden. Patanjali empfiehlt daher nicht nur eine Richtung, die erfolgversprechend ist, sondern verweist den Praktizierenden darauf, seinen eigenen Weg finden zu müssen, um innere Ruhe erlangen zu können. Er meint gleichzeitig auch damit, dass es möglich ist, über alles zu meditieren, selbst über Alltagsdinge oder den letzten Fernsehfilm. Eine Haupttechnik hilft bei der regelmäßigen Anwendung und kann mit eigenen und erweiterten Techniken gut kombiniert werden.

---

४० परमाणु परममहत्त्वान्तोऽस्य वशीकारः

I./40. - Yoga erlaubt dem Praktizierenden die Beherrschung des kleinsten Atoms und der höchsten Unendlichkeit, so erreicht er seine Meisterschaft.

Das Kleinste und das Größte sind Teile ein und derselben Sache. Mit Yoga kann verstanden werden, dass alles zusammenhängt. Das Kleinste ist der menschliche Geist, das Höchste der kosmische Geist, Gott oder das Universum. Jedes kleinste Teil steht mit dem ganzen Kosmos in Verbindung.

---

४१ क्षीणवृत्तेरभिजातस्येव मणेर्ग्रहीतृग्रहणग्राह्येषु तत्स्थतदञ्जनता समापत्तिः

I./41. - Je tiefer die Gedanken zur Ruhe kommen, desto klarer wird der Geist und ähnelt einem Kristall, der sich mit dem Wahrgenommenen in seiner Farbe verändert, sodass Geist und das Außen miteinander verschmelzen. In der Versenkung ist der Wahrnehmende gleich dem Wahrgenommenen.

Der 41. Vers ist einer der schönsten im Yogasutra und vermittelt den wichtigen Schritt, das eigene Ich oder Ego zu überwinden und auf das wahre Selbst zu stoßen. Ist der Geist geleert und in sich ruhend, wird er transparent und spiegelt lediglich das, was ihm begegnet, ohne darauf zu reagieren oder sich mitreißen zu lassen. Ähnlich einem Edelstein oder Kristall wird das Außen lediglich abgebildet, schimmert durch und verschmilzt mit dem Wahrnehmenden. Dadurch werden Eindrücke nicht mehr durch das Gemüt und die eigenen Emotionen gefiltert, sondern treten klar und deutlich in ihrem wahren Abbild in Erscheinung. Die Trennung ist aufgehoben, Innen und Außen bilden eine Einheit. Ein objektives Denken ist zwar nicht möglich, jedoch kann der Yogaschüler die objektive Wahrnehmung erlernen.

---

४२ तत्र शब्दार्थज्ञानविकल्पैः संकीर्णा सवितर्का समापत्तिः

I./42. - Worte, die auf Wissen, Vorstellung und Annahmen basieren, sind von rationalem Denken begleitet.

Die Wahrnehmung der physischen Welt geschieht durch Erlebnisse und wird ergänzt durch Wissen. Neben den Sinneswahrnehmungen und dem Denken gibt es auch ein direktes und intuitives Denken. Dieser Zustand ist bei Patanjali noch nicht die Erleuchtung oder das „samadhi“, sondern wird „savitarka“ genannt.

---

४३ स्मृतिपरिशुद्धौ स्वरूपशून्येवार्थमात्रनिर्भासा निर्वितर्का

I./43. - Wird die Eigenheit aufgegeben, erreicht der Geist Reinheit und nur das Wahrgenommene erscheint. Dann fallen das rationale Denken und die subjektive Wahrnehmung weg.

Logisches Denken und das rationale Erschließen aller Dinge hilft zwar, die eigenen Kenntnisse zu erweitern, bleibt aber auch eine Begrenzung für die höheren spirituellen Ebenen. Daher ist es wichtig, den Zustand des „nirvitarka" zu erreichen, bei dem über die Ganzheit des Seins und der Schöpfung reflektiert wird. Hier erlöschen Worte und Kenntnisse, damit auch das Grübeln, Nachdenken und schließlich das Ego. Es bleibt nur die direkte Wahrnehmung übrig, die wahres Wissen vermitteln kann.

---

४४ एतयैव सविचारा निर्विचारा च सूक्ष्मविषया व्याख्याता

I./44. - Das Einsseins benötigt zunächst noch das tiefsinnige Nachdenken, ist dann jedoch jenseits dieser Notwendigkeit in einem überbewussten Zustand.

Solange beim Yoga und der tiefen Meditation noch der Einstieg durch bewusstes Nachdenken erfolgt, ist der höhere Zustand nicht erreicht. Der Verstand drängt sich dazwischen und wird als Werkzeug benötigt. Bald werden diese Wahrnehmungszustände jedoch wechseln und der Praktizierende taucht ohne das Nutzen seiner Kenntnisse direkt in die innere Materie und verschmilzt mit dem Außen. Die Welt wird dann als Einheit erfasst.

---

४५ सूक्ष्मविषयत्वं चालिङ्ग पर्यवसानम्

I./45. - Der noch an subtilen Begriffen anhaftende Zustand reicht bis zum nicht manifestierten Zustand hin.

Auch wenn beim Yoga das Nachdenken mit der Zeit wegfallen soll, ist es ein gutes Mittel, überhaupt in die Materie zu finden. Es ist entsprechend möglich, über die Wahrnehmung der subtilen Objekte in einen höheren Zustand zu tauchen. Sie dient als Stufe, ähnlich wie wenn jemand ein Buch über Yoga liest, das ihm selbst zunächst diese Welt öffnet, und der sich dann aus eigenem Interesse mit der Materie auseinandersetzt. Das zunächst noch anhaftende Ego verschwindet, wenn es als Maske begriffen wird. Darunter liegt immer das wahre Selbst, das nicht mehr begrenzt, sondern unendlich ist.

---

४६ ता एव सबीजस्समाधिः

I./46. - Selbst auf den Stufen zum wahren Selbst und Einsseins können noch Bewusstseinsinhalte als Keim aufgehen.

Die eigene Überschätzung ist beim Yoga dann gefährlich, wenn wir annehmen, den überbewussten Zustand bereits erreicht zu haben, ohne die aufkeimenden Bewusstseinsinhalte zu bemerken, an denen wir uns bedienen, um in die Tiefe des Selbst und in die Versenkung zu gelangen. Tatsächlich ist auch dieser Zustand, nach Patanjali, noch lange nicht die Erleuchtung und damit die Befreiung. Die Einheit wird noch nicht richtig erfasst und drückt sich immer noch durch Trennung und Unterschiede aus. Der Geist baut seine Vorstellungen immer noch mittels Hilfestellungen.

---

४७ निर्विचारवैशारद्येऽध्यात्मप्रसादः

I./47. - Klarheit, die leuchtet, ist jenseits des tiefsinnigen Nachdenkens, kann verfeinert werden und erhellt den höheren Geist.

Erst mit dem Ablegen der Hilfestellungen ist Befreiung möglich. In diesem Stadium ist noch nicht die vollständige Erleuchtung gefunden, der Weg dahin ist jedoch geebnet.

---

४८ ऋतम्भरा तत्र प्रज्ञा

I./48. - Das nun aufscheinende Wissen ist wahres Bewusstsein.

Spirituell gesehen hat der Praktizierende, der dieses Stadium erreicht hat, nun die Möglichkeit, ohne den eigenen Verstand zu nutzen, in die wahre Essenz des Universums Einblick zu gewinnen und in dieser Form mit allem zu verschmelzen. Die Wahrheit ist hier nicht mehr relativ, sondern absolut. Das Erfassen erfolgt als ein direktes Bewusstwerden der Wahrheit.

---

४९ श्रुतानुमानप्रज्ञाभ्यामन्यविषया विशेषार्थत्वात्

I./49. - Die Erkenntnis aus diesem Bewusstsein ist fern von der Erkenntnis, die durch Schlussfolgerung oder Erfahrung gewonnen wird.

Solange Erkenntnisse noch auf ein bestimmtes Objekt oder Erlebnis ausgerichtet sind, unterscheiden sie sich von dem tieferen und wahren Bewusstsein, das intuitiv erfasst. Im Yogasutra definiert Patanjali Wissen in drei Zustandsformen. Es kann über die Wahrnehmung, durch Zeugnis oder durch logische Schlussfolgerung erlangt werden und ist nicht frei von Irrtum. Die höhere Form davon ist unabhängig von diesen drei Ursachen und ermöglicht das Wissen über alles.

---

५० तज्जस्संस्कारोऽन्यसंस्कारप्रतिबन्धी

I./50. - Die so entstehenden unbewussten Eindrücke können alle anderen ersetzen.

Die Eindrücke im Unterbewussten werden „samskaras" genannt. Sie vermischen sich dabei auch mit den Fähigkeiten und Anlagen des Praktizierenden und können ihn in seiner Tätigkeit und in seinem kreativen Handeln unterstützen. Dadurch unterscheiden sich die Interessen der Menschen. Genauso können diese geweckt werden, obwohl zuvor kein Bedarf bestand.

Für Yoga und ein spirituell ausgerichtetes Sein ist, laut Patanjali, eine ganz bestimmte Veranlagung notwendig, die Zugang dazu ermöglicht. Die spirituelle Wesensart, die wir gewinnen können, ersetzt unsere vorangegangenen Interessen oder erweitert diese. Daher dauert es auch bei den einen länger, dass sie Erleuchtung erlangen, und einige schaffen es nie. Wiederum gibt es Menschen, die sofort mitten in der Materie sind und das Yoga intuitiv erfassen.

---

५१ तस्यापि निरोधे सर्वनिरोधान्निर्बीजः समाधिः

I./51. - Wird auch der unterbewusste Eindruck überwunden, ist der Zustand des Einsseins erreicht und enthält keine störenden Keime mehr.

Sind alle Bewusstseinsstufen überwunden, die als Hilfestellung gedient haben, ist der achtstufige Pfad erschlossen und das Ziel der Versenkung und des Einsseins erreicht. Hier hat sich der Praktizierende nun selbst verwirklicht und seine wahre Natur gefunden.

Mit diesem Vers endet das erste Kapitel. Patanjali hat beschrieben, wie es möglich ist, Erleuchtung zu erlangen. Die Lebensenergie fließt auf höchster Stufe in Verbindung mit Geist und Sein. Die Gehirnwellen können beherrscht werden und verlangsamen ihr Tempo bis zur völligen Stille. Die Identifikation mit dem Ego und dem Außen hat sich verflüchtigt.

6.2

Kapitel II – Sadhana Pada

Dieses Kapitel heißt „der Weg“ und befasst sich mit den Ursachen des Leidens und deren Auswirkungen. Ebenso geht Patanjali hier auf die spirituelle Praxis und den Weg zur Erleuchtung ein. Er erläutert, was Karma ist, was die vorherigen Leben mit dem jetzigen Sein zu tun haben, welchen Sinn das Dasein hat und im Speziellen den achtgliedrigen Weg des Raja-Yogas, der für viele Yogarichtungen bedeutend ist.

१ तपः स्वाध्यायेश्वरप्रणिधानानि क्रियायोगः

II./1. - Die Grundlagen des Yogas sind Selbstdisziplin, Selbstachtung und Gotteshingabe.

Mit Selbstachtung ist hier besonders die Selbsterforschung gemeint. Der ungetrübte Blick auf sich selbst ermöglicht Achtung und Liebe zu sich selbst. Verbunden ist diese mit der Hingabe zu Gott oder dem Höheren, sodass die Selbstliebe auch gleichzeitig Selbstaufgabe ist. Dadurch ist ein Anhaften nicht möglich und Denken und Handeln erfolgt rein und bewusst.

Der Weg dahin ist das Yoga, wobei es verschiedene Methoden und Techniken gibt, die aktiv betrieben werden können. Dadurch ist auch unerfahrenen Menschen das Begreifen der Yogaphilosophie und das Reinigen des Geistes möglich.

२ समाधिभावनार्थः क्लेशतनूकरणार्थश्च

II./2. - Ziel ist es, den Zustand der Erleuchtung zu erlangen und die Ursachen des Leidens zu vermindern.

Yoga und Meditation haben letztendlich nur das Ziel, Leiden aufzulösen und dem Praktizierenden zu gestatten, mit Gleichmut auf alles blicken zu können, ohne davon weiter irritiert zu werden. Leiden entsteht durch Emotionen, Anhaftung, Besitz, Trennung, Wandel, durch Wünsche, Sehnsüchte, Krankheit, Verlust und Tod. Verkürzt dargestellt ist Leiden nur Unwissenheit und aus dieser heraus handelt, denkt und fühlt der Mensch in dieser Form. Leben ist solange leidbehaftet, bis innere Zufriedenheit erlangt ist.

---

३ अविद्यास्मितारागद्वेषाभिनिवेशः क्लेशाः

II./3. - Die Hauptursachen für das Leiden sind Unwissenheit, Identifikation, Anziehung, Abneigung und Furcht vor dem Tod.

Solange sich der Mensch als getrenntes und individuelles Ich sieht, das sein Ego über äußere Begebenheiten definiert, leidet er. Die Empfindung des Ichs zieht automatisch auch die Sorge um das Selbst nach sich, die Abneigung anderen Menschen gegenüber, die egoistische Selbstliebe, ebenso die Angst, krank zu werden, Schmerzen zu empfinden oder zu sterben. Auch das ist Unwissenheit, da die Einheit und die Verbindung mit allem noch nicht erfasst sind.

---

४ अविद्या क्षेत्रमुत्तरेषाम् प्रसुप्ततनुविच्छिन्नोदाराणाम्

II./4. - Das Nichtwissen ist die Urquelle für alles Leiden, selbst wenn es stark, schwach oder ruhend auftritt oder als überwunden empfunden wird.

Der Mensch wächst unter bestimmten Verhältnissen auf und agiert auf der Basis seiner Erfahrungen und Sehnsüchte. Seine Persönlichkeit bildet sich durch das, was er erlebt. All das bleibt jedoch nur eine Maske, während in jedem Menschen die gleiche höhere Energie und Quelle ruht. Solange die wahre Natur nicht entdeckt ist, befindet sich der Mensch, laut Patanjali, in Unwissenheit und muss entsprechend leiden.

---

५ अनित्याशुचिदुःखानात्मसु नित्यशुचिसुखात्मख्यातिरविद्या

II./5. - Durch Unwissenheit klammert sich der Mensch an Vergängliches, Unreines, Leidvolles und Äußerliches und sieht dieses dennoch als rein und wahr.

Die Gefahr dabei bleibt, dass eine solche Sichtweise nicht erkennen lässt, dass sie verzerrt ist. Das Klammern an ein Objekt vermittelt den Eindruck, dass dieses gleichzeitig ewig hält und sich nicht im Wandel befindet. Auch woraus das Leiden entsteht, wird nicht erkannt.

Der Mensch glaubt, seine Welt und sich selbst zu kennen, und befindet sich gleichzeitig weit entfernt von seiner wahren Natur. Auch der Körper ist Schmerzen, Verfall und Tod ausgesetzt und damit unrein. Solange der Mensch annimmt, er wäre sein Körper, ist er gefangen im eigenen Gefäß. Damit ist die Angst vor dem Tod vorausgesetzt, da der Körper auf jeden Fall irgendwann stirbt. Das wahre Selbst dagegen ist ewig und kann damit auch nicht sterben.

---

६ दृग्दर्शनशक्त्योरेकात्मतैवास्मिता

II./6. - Die Vorstellung von einem Ich erschafft Leiden, da dieses mit dem Korper, der Wahrnehmung und der eigenen Denkfähigkeit in Verbindung steht.

Genauer heißt es, dass das Ich sich immer mit seinem Körper identifiziert und denkt, dass die eigene Persönlichkeit durch Wahrnehmung und Denken definiert wird. Der auf die Welt Blickende identifiziert sich mit dem, was er sieht und als er selbst, der sieht. Bei der Betrachtung ist jedoch gar kein Sehender vorhanden, weder das Gesicht, noch die Augen, noch das Gehirn. Die Landschaft erscheint als Weite und reine Wahrnehmung. Und so blickt das wahre Selbst. Dennoch ist das Empfinden des Ichs der erste Schritt der Identifikation im Sinne: „Das bin ich und so bin ich." Dazu gehört auch das Wissen über den eigenen Körper, die eigenen Emotionen, Gedanken und Fähigkeiten.

---

७ सुखानुशयी रागः

II./7. - Zuneigung basiert auf Vorlieben und Vergnügen.

Wird etwas als angenehm empfunden, finden wir Gefallen daran. Es folgt das Bestreben, mehr davon haben zu wollen und das verursacht Leiden, sobald das Vergnügen nachlässt, wechselt oder in das Gegenteil umschlägt. Das kann materielle Dinge ebenso wie Menschen betreffen. Auch hier bestimmt sich die Identifikation aus den Vorlieben.

---

८ दुःखानुशयी द्वेषः

II./8. - Abneigung kommt bei schmerzhaften Gegebenheiten zustande.

Unzufriedenheit und Abneigung entstehen dann, wenn das Leben nicht so läuft, wie wir es erwarten oder die Umstände als schlecht empfunden werden. Das macht den Menschen traurig, hilflos und unglücklich. Aber auch das ist reine Anhaftung und Identifikation. Erfasst der Mensch das, was ihm geschieht, als Teil seiner selbst, glaubt er, es wäre sein Schicksal zu leiden. Mit dieser Einstellung zieht er neues Leid auf sich.

---

९ स्वरस्वाहि विदुषोऽपि समारूढोऽभिनिवेशः

II./9. - Allem zugrunde liegt die Sorge um das eigene Leben. Mit der Angst vor dem Tod kämpft auch der Weise noch.

Jeder Mensch besitzt einen Selbsterhaltungstrieb und möchte, dass er gesund und glücklich ist. Damit wächst die Angst vor dem Alterungsprozess, vor Krankheit und vor dem Tod. Instinktiv denken wir, dass selbst Yoga nur möglich ist, wenn wir leben und uns gut fühlen. Solange der Körper, das Ich, die eigenen Neigungen, Kenntnisse und Erfahrungen als Teil des Lebens und der eigenen Persönlichkeit betrachtet werden, bleibt auch die Angst vor dem Tod weiter bestehen und verursacht Leiden.

---

१० ते प्रतिप्रसवहेयाः सूक्ष्माः

II./10. - Alles Leiden in seiner subtilen Form kann durch die Rückkehr zum Ursprung vermieden werden.

Natürlich soll durch Yoga nicht die gesamte Persönlichkeit aufgelöst werden, vielmehr soll diese positiv verändert und das Leben erleichtert werden. Das ist möglich, wenn die Ursache von Leid reduziert wird und der Mensch selbst gefestigter ist.

Der Anfang kann mit der Behandlung kleinerer Leidursachen gemacht werden, z. B. mit bestimmten Ängsten oder Unsicherheiten, die durch die Kontemplation auf die von Patanjali vorgeschlagenen Methoden aus der Welt geschafft werden können, z. B. durch Hingabe zu Gott oder aufmerksames Betrachten. Moderne Mittel sind für diesen Zweck das Lach-Yoga oder die Urschrei-Therapie.

---

११ ध्यानहेयास्तद्वृत्तयः

II./11. - Alle inneren Bewegungen der Unruhe können durch Meditation beherrscht und beseitigt werden.

Die Kontrolle der Geisteswellen und Emotionen ermöglicht über den Weg der Meditation, weniger tief in das Leidbehaftete einzudringen und dieses als eine Momentsituation einfach zu akzeptieren. Natürlich kann niemand völlig frei von Schmerz und Leid sein, da es im Leben immer Ereignisse gibt, die als schmerzhafte Erfahrung verbucht werden müssen. Gemindert wird das Leiden dann, wenn das Vergangene nicht durch Erinnerungen genährt wird oder der Schmerz immer wieder als der eigene Abgrund dient. Ein innerlich gefestigter Mensch leidet weniger.

---

१२ क्लेशमूलः कर्माशयो दृष्टादृष्टजन्मवेदनीयः

II./12. - Anhaftung und Leiden ziehen Taten und Gedanken nach sich, die durch ein vorheriges Leben geprägt sind und auf ein zukünftiges Leben eine Auswirkung haben.

In Indien glauben die Menschen an die Wiedergeburt, ebenso daran, dass das jetzige Leben durch Karma geprägt ist. Das bedeutet, dass alles, was geschieht, die Ursache im vorherigen Leben hat, und alles, was wir durch Yoga und Selbstfindung verbessern, Einfluss auf das nächste Leben hat und für ein besseres Karma sorgt.

Karma bedeutet daher nicht so sehr, das böse Taten im nächsten Leben auf einen zurückkommen, was auch der Fall sein kann, sondern dass der Mensch in einem gewissen Stadium seines Wissens lebt und dieses brachliegt oder wie eine Truhe geöffnet sein kann. Aus dem Karma wird entsprechend der Grad seines Leidens bestimmt und die Leichtigkeit oder Schwierigkeit, Erleuchtung zu erlangen.

---

१३ सति मूले तद्विपाको जात्यायुर्भोगाः

II./13. - Solange die Wurzeln des Leidens bestehen, haben sie Einfluss auf die Geburt, das Sein und die Erfahrungen im Leben.

Die Handlung bestimmt sich aus dem Leiden und beeinflusst das Karma. Dadurch ist das Leben, das wir führen, so geprägt, wie wir es empfinden, und verändert sich im Sinne unserer Einstellung und Erkenntnisse mit.

---

१४ ते ह्लादपरितापफलाः पुण्यापुण्यहेतुत्वात्

II./14. - Das jetzige Leben wird durch Freude oder Leiden bestimmt, je nachdem, ob das frühere Verhalten tugendhaft oder lasterhaft war.

Wer das Leben liebt, möchte vorwiegend positiv handeln und hat eine wohlgesonnene Motivation. Das ist mit „tugendhaft“ oder vielmehr „verdienstvoll“ gemeint. Eine gute Gesinnung zieht meistens auch schöne Ereignisse und Reaktionen nach sich. Ein Mensch dagegen, der anderen schaden möchte, handelt aus einem schlechten Trieb heraus. Dieser hat, wie auch das positive Handeln, Einfluss auf das Karma.

Ebenso wird das jetzige Leben durch vorangegangene Handlungsweisen bestimmt, sodass, selbst wenn ein Mensch gut handelt, negative Erlebnisse auf ihn zurückkommen können, die ihre Ursache im Karma und Vorleben haben. Durch positives Handeln, trotz Rückschlägen, kann das negative Karma aufgelöst werden. Auch Yoga hilft dabei, denn für den Yogameister gibt es kein Karma mehr. Es ist weder positiv noch negativ, weder weiß noch schwarz.

---

१५ परिणामतापसंस्कार दुःखैर्गुणवृत्तिविरोधाच्च दुःखमेव सर्वं विवेकिनः

II./15. - Bei innerer Selbstfindung ist es möglich zu erkennen, dass Leben immer leidbehaftet ist und seine Ursache im Karma hat. Leiden wird durch neue Wünsche, Konflikte, unbewusstes Handeln und Unruhe genährt.

Wer sich mittels Yoga mit der Materie tiefer auseinandersetzt, erkennt, dass Leben Leid verursacht. Bei Buddha heißt es sogar „Alles Leben ist Leiden“. Patanjali verweist darauf, dass besonders unsere Handlungen weitere Leiden verursachen und sich zu denen, die durch das Karma hervorgerufen werden, gesellen und wiederum auf das weitere und auch nächste Leben wirken. Betrachten wir nur das Äußerliche einer Situation, bleibt das Leiden unausweichlich. Das betrifft nicht nur negative Erfahrungen, sondern auch die Suche nach Glück im Äußeren.

---

१६ हेयं दुःखमनागतम्

II./16. - Verhindert werden sollte daher das künftige Leid.

Gegen das, was gewesen ist und nun seine Auswirkungen zeigt, lässt sich wenig tun. Jedoch kann Leiden mit jedem neuen Schritt vermieden werden. Das erfordert die Änderung der eigenen Sichtweise und die Erkenntnis über das eigene Selbst. Entscheidend ist, die Situation im Hier und Jetzt anzunehmen und auch das, was ist und kommt, zu akzeptieren, ohne darauf negativ zu reagieren oder auf Glück zu hoffen und sich daran zu klammern.

---

१७ द्रष्टृदृश्ययोः संयोगो हेयहेतुः

II./17. - Leid kann vermieden werden, wenn der Wahrnehmende sich nicht mehr mit seiner Wahrnehmung identifiziert.

Alles, was der Mensch als zu ihm gehörig oder als Teil seiner Welt betrachtet, verursacht Leiden und bestimmt das Karma. Das können Fähigkeiten, Eigentum, Handlungen und Erinnerungen sein. Manche Menschen meinen sogar, ihr Leben ist durch das Zusammensein mit einem anderen Menschen bestimmt. Nichts davon ist beständig. Daher gilt es, loszulassen und den Augenblick zu genießen, wenn alles stimmt.

---

१८ प्रकाशक्रियास्थितिशीलं भूतेन्द्रियात्मकं भोगापवर्गार्थं दृश्यम्

II./18. - Die Erscheinungswelt des Materiellen in ihrer Ausprägung bestimmt sich aus der Wechselwirkung zwischen den grobstofflichen Elementen und den Sinnesorganen.

Die Voraussetzung dafür ist die Existenz eines Universums, in dem die Wechselwirkungen stattfinden. Diese philosophische Grundlage stammt aus dem „Samkhya“ und ist von Patanjali übernommen. Nur in Raum und Zeit können wir mit unseren Sinnen und mit unserem Bewusstsein wahrnehmen, was um uns herum geschieht. Andere Philosophierichtungen gehen sogar davon aus, dass keine stoffliche Welt oder ein Universum existieren, sondern nur reines Bewusstsein. Alles davon Getrennte ist eine Illusion. Bei Patanjali dient das Universum für die Erfahrung und die Befreiung. Alles, was uns geschieht, hat daher auch einen Sinn und dient unserer Selbsterkenntnis.

---

१९ विशेषाविशेषलिङ्गमात्रालिङ्गानि गुणपर्वाणि

II./19. - Die drei Grundeigenschaften der Materie sind grob, differenziert oder unmanifestiert.

Da bereits die Materie und das Universum in diesen verschiedenen Formen auftreten, ist auch das Leiden in seiner Ausprägung verschieden, ebenso unsere Sichtweise und Erkenntnis. Die Leiden, im Sanskrit „klesas“ genannt, sind tiefsitzende Kräfte, die immer das Denken und Handeln beeinflussen. Sie sollen Schritt für Schritt aufgelöst werden.

---

२० द्रष्टा दृशिमात्रः शुद्धोऽपि प्रत्ययानुपश्यः

II./20. - Das höhere Bewusstsein ist die Kraft, die hinter der Wahrnehmung als reines Bewusstsein existiert und dennoch auch Teil des menschlichen Geistes ist.

Hinter allem, was wir wahrnehmen, liegt eine reine und unverzerrte Wirklichkeit und Energie. Diese ist nicht äußerlich und um alles herum, sondern auch in uns und kann geweckt und genutzt werden.

---

२१ तदर्थ एव दृश्यस्यात्मा

II./21. - Die Wahrnehmung ist für den Wahrnehmenden da.

Das höhere Bewusstsein hat keinen Selbstzweck oder ist aus einem bestimmten Grund da. Die Erscheinungswelt dagegen dient dem Menschen für seine Erfahrungen und dem höheren Bewusstsein als Verkörperung oder Ausdruck des Seins. Alles Wahrgenommene wiederum erfüllt sich im höheren Bewusstsein und spiegelt sich dort.

---

२२ कृतार्थं प्रति नष्टंप्यनष्टं तदन्यसाधारणत्वात्

II./22. - Für den, der sein Ziel erreicht hat, existiert die grobstoffliche Welt nicht mehr. Sie wird unwirklich, existiert jedoch fur alle anderen weiter.

Die Selbstverwirklichung in der Erleuchtung und Einheit löst die materielle Welt als eine Illusion auf, während sie für alle anderen weiterhin existiert. Das ermöglicht dem Yogameister dann ein Dasein inmitten der Welt, ohne an ihr direkten Anteil zu haben. Er ist immer noch sein Körper, aber im Geist ein höheres Bewusstsein, wodurch Körper und Welt nichts mehr mit ihm zu tun haben. Das ist nicht negativ oder als Gleichgültigkeit gemeint, sondern als ein Wissen, dass alles ist, wie es sein soll, und die Welt in ihrem Erscheinungsbild den wahren Urgrund offenbart.

---

२३ स्वस्वामिशक्त्योः स्वरूपोप्लब्धिहेतुः संयोगः

II./23. - Das Praktizierende kann durch das Verbundene von Bewusstsein und Materie das eigene Selbst und das Wesen der sichtbaren Welt erfahren.

Nur durch die Begegnung mit der Welt und dem Leben ist Selbsterkenntnis möglich. Das höhere Bewusstsein ist dabei in allem enthalten und wirkt somit auch in jedem Menschen. Es ist mit Körper und Geist verschmolzen.

Um dieses in sich zu entdecken, ist es notwendig, die Welt in ihrer materiellen Voraussetzung zu erforschen und so herauszufinden, dass nichts davon tatsächlich die eigene wahre Natur beeinträchtigen kann. Alles ist nur Vorstellung, Anhaftung und Illusion.

---

२४ तस्य हेतुरविद्या

II./24. - Auch diese Verbindung erhält sich durch Unwissenheit aufrecht.

Der Selbstverlust in der stofflichen Welt und die Annahme einer Wirklichkeit, die eigentlich eine Illusion ist, sind nur durch Unwissenheit möglich. Darum leidet der Mensch und bleibt ein Opfer seines Karmas. Nur bestimmte Ereignisse führen ihn dann in die Richtung, sein wahres Selbst wiederzuentdecken, wobei das höhere Bewusstsein zwar keine lenkende Funktion hat, jedoch intuitiv genutzt werden kann.

---

२५ तदभावात्संयोगाभावो हानं तद्दृशेः कैवल्यम्

II./25. - Wenn die Unwissenheit überwunden wird, verschwindet die Verbindung zwischen Welt und Bewusstsein und der Praktizierende erlangt Befreiung.

Befreiung bedeutet, dass sich im Yoga durch die Erleuchtung die Trennung zwischen stofflicher Welt und Bewusstsein auflöst. So ist das Selbst gleichzeitig Welt und Bewusstsein als eine einzige und wahre Energie.

---

२६ विवेकख्यातिरविप्लवा हानोपायः

II./26. - Das Mittel zur Befreiung ist ein Streben nach klarer Wahrnehmung.

Klare Wahrnehmung ist nur dann möglich, wenn das Unterscheidungsvermögen nicht mehr durch den Verstand gelenkt wird, sondern durch sich selbst heraus in der Lage ist zu verstehen. Das ermöglicht, jederzeit zu differenzieren, was wirklich ist und was nur beeinflusste Wahrnehmung ist.

Nicht Körper und Geist bestimmen dann das Sehen und Fühlen, sondern das Selbst als reines Bewusstsein. So können Emotionen als das betrachtet werden, was sie sind. Sie sind das oberflächliche Streifen des unberührten Selbst, das sich nur durch die Gemütsverfassung und Wahrnehmung als eben dieses Abbild der Gefühle offenbart.

---

२७ तस्य सप्तधा प्रान्तभूमिः प्रज्ञा

II./27. - Befreiung wird in sieben Stufen erlangt.

Patanjali spricht hier zwar von sieben Stufen, gemeint sind aber die bereits oben genannten acht Stufen des Raja-Yogas, da die Erleuchtung als überbewusster Zustand im „samadhi“ keine eigentliche Stufe mehr ist, sondern bereits das Ziel. Nur über die anderen sieben Stufen ist das Erreichen der letzten und achten Stufe möglich.

---

२८ योगाङ्गानुष्ठानादशुद्धिक्षये ज्ञानदीप्तिराविवेकख्यातेः

II./28. - Durch das Üben der acht Yogastufen ist die Reinigung von Geist und Körper möglich und das Licht des wahren Wissens erstrahlt.

Wahres Wissen bedeutet klare Wahrnehmung. Indem durch Yoga die acht Stufen befolgt werden, erlangt der Praktizierende das Wissen über seine wahre Natur. Patanjali erklärt somit, was genau beim Ausüben von Yoga geschieht. Unreinheiten und eine getrübte Sicht werden beseitigt und durch spirituelle Erfahrungen ersetzt. Letztere ist mit dem „Licht des wahren Wissens“ gemeint und kann nur über die sieben Stufen hin zum „samadhi“ erreicht werden.

---

२९ यमनियमासनप्राणायामप्रत्याहारधारणाध्यानसमाधयोऽष्टावङ्
गानि

II./29. - Die acht Glieder sind „Yama“, „Niyama“, „Asana“, Pranayama“, Pratyahara“, „Dharana“, „Dhyana“ und Samadhi“.

Der achtgliedrige Weg führt über unser Verhalten gegenüber anderen zum Verhalten gegenüber uns selbst, über das Einnehmen der Yoga Stellungen zur richtigen Atmung, über den Rückzug in uns selbst durch Konzentration und Meditation bis zur Erleuchtung oder Ekstase.

---

३० अहिंसासत्यास्तेय ब्रह्मचर्यापरिग्रहा यमाः

II./30. - Die erste Stufe, der „Yamas“, umfasst die Gebote, keinen zu verletzen, aufrichtig zu sein, nicht zu stehlen, enthaltsam zu sein und nichts zu begehren.

Das Verhalten zu anderen Menschen bestimmt unseren Weg zur Erleuchtung mit. Gewaltlosigkeit ist das oberste Prinzip, ebenso wahrhaftig und aufrichtig zu sein, niemanden zu bestehlen oder hintergehen zu wollen, sich nicht von seinen Trieben beherrschen zu lassen und nicht gierig nach Besitz und Eigentum zu streben oder bestechlich zu sein.

---

३१ (एते तु) जातिदेशकालसमयानवच्छिन्नाः सार्वभौमा महाव्रतम्

II./31. - Die Gebote werden nicht durch den sozialen Stand, den Ort, die Zeit und andere Umstände beeinflusst und gelten immer.

Durch das Beherzigen dieser Grundregeln im moralischen Verhalten gegenüber anderen wächst auch die eigene Zufriedenheit und verändert sich die Lebenssituation nach und nach positiv. Es gibt keine Ausrede, die Regeln nicht zu befolgen, selbst wenn der Praktizierende unter schwierigen Verhältnissen aufwächst oder auf Menschen trifft, die nicht nach diesen Geboten leben.

---

३२ शौचसंतोषतपःस्वाध्यायेश्वरप्रणिधानानि नियमाः

II./32. - Die zweite Stufe, der „Niyamas", bestimmt die Sicht auf sich selbst und erfordert Reinheit, Zufriedenheit, Selbstdisziplin, Selbststudium und Hingabe zu Gott.

Mit Reinheit ist hier sowohl die innere als auch die äußere Reinheit, die Pflege des Körpers und die Schulung des Geistes auf hohem Niveau gemeint. Ein zufriedener Mensch kann besser auf andere einwirken oder auch tiefer in sich selbst dringen. Dazu ist Selbstdisziplin und Selbsterkenntnis notwendig. Bei Patanjali kommt dabei immer wieder die Hingabe zu Gott hinzu, womit auch die Selbstaufgabe für etwas gemeint ist, sodass sich das Ego nicht zu wichtig nimmt. All das ist in einem ausgewogenen Gleichgewicht möglich.

---

३३ वितर्कबाधने प्रतिप्रक्षभावनम्

II./33. - Störende Gedanken werden durch das Denken an ihr jeweiliges Gegenteil überwunden.

Diese Methode wird häufig angewandt und besänftigt das Gemüt positiv. Möglich ist die Umkehrung ins Gegenteil bei allem. Negative Gedanken werden durch das Denken an etwas Schönes aufgehoben, Ungeduld durch das Denken an Geduld, Ärger durch Gleichmut, Hass durch Liebe, Angst durch Mut. All das wird mittels der Kontemplation und Meditation verwirklicht.

---

३४ वितर्का हिंसादयः कृतकारितानुमोदिता लोभक्रोधमोहपूर्वका मृदुमध्य अधिमात्रा दुःखाज्ञानानन्तफला इति प्रतिपक्षभावनम्

II./34. - Wichtig ist das Gebot der Gewaltlosigkeit. Gewalt, ob selbst verursacht oder von anderen begangen, ob gebilligt oder geduldet, ob aus Gier, Hass, Ärger oder Verblendung, ob leicht, mittelmäßig oder stark ausgeübt, zieht immer Schmerz nach sich und resultiert aus Unwissenheit. Sie wird in der Meditation im Nachdenken über das Gegenteil aufgelöst.

Für Patanjali ist Gewaltlosigkeit das einzige Mittel für die Selbsterkenntnis und für die Begegnung mit anderen. Sie erleichtert das Leben und beruhigt die eigenen aufgewühlten Gefühle. Dabei hebt er nicht den moralischen Finger, sondern vermittelt einfach Gewaltlosigkeit als wahre Tugend, die auch das eigene Innere reinigt. Aggression und Gewalt machen immer auch denjenigen unglücklich, der sich nur so versteht auszudrücken. Der Urgrund solcher Gefühle sind Selbstunsicherheit und Angst. Und all das verursacht weiteres Leiden.

---

३५ अहिंसाप्रतिष्ठायं तत्सन्निधौ वैरत्यागः

II./35. - Wer Gewaltlosigkeit praktiziert, wird auch nicht mit Gewalt konfrontiert.

Meistens werden Aggressionen noch verstärkt, wenn die Reaktion ebenfalls von Wut und Gewalt geprägt ist. Ein friedfertiger Mensch dagegen wird niemals ein höheres Ausmaß an Gewalt auslösen. Die gelassene Reaktion ermöglicht dem Gegenüber, seine aufgewühlten Gefühle wieder unter Kontrolle zu bringen. Dagegen wirkt Angriffslustigkeit immer gewaltfördernd. Sanftmut, Freundlichkeit und Mitgefühl sind kein Angriffsziel und fördern die Verträglichkeit mit anderen Menschen. Auch verschwinden im eigenen Kopf Feindbilder oder die Vorstellung und Furcht, angegriffen zu werden. Das ermöglicht Befreiung.

---

३६ सत्यप्रतिष्ठायां क्रियाफलाश्रयत्वम्

II./36. - Wenn Wahrheit gefunden ist, erreicht sie alles in Wort und Handlung auf direktem Weg.

Wahrheit oder Wahrhaftigkeit bestimmt dann das gesamte Denken und Handeln. Es gibt keine Unaufrichtigkeit und keine Lügen mehr, keine Selbsttäuschung und nicht den Antrieb, andere täuschen zu wollen. Gegenüber Menschen, die etwas sagen, etwas Anderes meinen und dann noch einmal anders handeln als sie denken und sprechen, bleibt die gelebte Wahrhaftigkeit stetig und fest verwurzelt und öffnet auch das Selbstbild in positiver Form. Dieses ist maskenlos und benötigt keine Selbstverstellung mehr. Es ist authentisch und frei. Jedes gesprochene Wort, jeder Gedanke und jede Tat erweckt eine starke Kraft, die zurückschwingt und andere erreicht. Alle drei Ebenen stimmen dabei völlig überein.

---

३७ अस्तेयप्रतिष्ठायां सर्वरत्नोपस्थानम्

II./37. - Wer sich daranhält, nicht zu stehlen, der bekommt alles von selbst.

Der Wunsch, anderen etwas wegnehmen zu wollen, basiert meistens auf Unzufriedenheit und auf der Furcht, zu kurz zu kommen oder weniger zu besitzen. Diese Einstellung ist ähnlich unnötig wie die Gier nach Eigentum und Besitz. Wer nichts möchte, hat alles, denn alles steht ihm offen, da seine Wünsche nicht auf eine Sache ausgerichtet und fixiert sind. Wer davon absieht, andere zu bestehlen, sei es in Gedanken, Worten oder Taten, ist innerlich reich und mit dem zufrieden, was er hat.

Sind die Umstände schwierig, ist die Annahme der Situation der erste Schritt, um eine Lösung für eine Verbesserung zu finden. Dagegen sind Wut, Neid und Unzufriedenheit nur Blockaden. Sich damit herauszureden, dass es einem schlecht geht, während andere gut leben, öffnet nur die Tür zu neuen Leiden und wirkt gleichzeitig einengend. Patanjali möchte mit diesem Gebot vermitteln, dass alles, was wir nehmen, ohne dass es uns gehört, ein negatives Karma kreiert. Er meint entsprechend nicht das Stehlen von materiellen Dingen, sondern die Praxis, sich darin zu üben, für sich selbst nicht als Erstes zu sorgen, sondern an alle zu denken, zu geben und selbst nichts zu verlangen, zu teilen und zufrieden zu sein.

---

३८ ब्रह्मचर्य प्रतिष्ठायां वीर्यलाभः

II./38. - Durch Enthaltsamkeit ist das Erlangen von großer Lebenskraft möglich.

Patanjali fordert mit diesem Gebot nicht, wie ein Mönch im Zölibat zu leben. Er weist eher darauf hin, sich nicht von seinen Trieben kontrollieren und beherrschen zu lassen und sexuelles Fehlverhalten zu vermeiden. Gleichzeitig meint das Gebot, sich bei einer festen Partnerschaft an die Treue zu halten und seine Liebe dem Partner voll und ganz zu schenken.

Sexuelle Energie lässt sich auch sublimieren oder in geistige Energie umwandeln, die z. B. kreativ oder auch spirituell genutzt werden kann. Wer dagegen seinen Trieben ständig nachgibt, wird selbst dabei nie Zufriedenheit erlangen. Er bleibt rastlos und einsam. Die Sublimierung der Energie dagegen führt zu einer stärkeren Vitalität.

---

३९ अपरिग्रहस्थैर्ये जन्मकथंतासंबोधः

II./39. - Wer nichts begehrt und unbestechlich ist, erkennt den wahren Sinn des Lebens.

Übersetzt wird die Unbestechlichkeit mit dem „Nichtannehmen von Geschenken". Das betrifft entsprechend alles, was das Wollen, Begehren, die Gier und die Bestechlichkeit ausmachen. Etwas anzunehmen, das aus Liebe geschenkt wird, ist natürlich möglich. Vielmehr soll darauf verzichtet werden, sich angreifbar zu machen, indem für eine verführerische Möglichkeit gegen die eigenen Vorsätze gehandelt wird.

Gerade in einer Gesellschaft, in der Korruption gang und gäbe ist, zeigt sich diese Unmoral in vielerlei Hinsicht als hilfreich. Vergleichbar ist diese Einstellung mit dem uralten Verkauf der Seele. Wer jedoch über den Dingen steht, sich an das hält, was er als richtig empfindet, verkauft sich nicht und ist so unangreifbar, sicher und stark. Genauso liegt in diesem Vers begründet, dass die Gier und das Streben nach Besitz Leiden verursachen. Wer sich durch den Konsum nicht verführen lässt, sondern nur nimmt, was er benötigt, wird immer zufrieden sein und keinen Mangel empfinden.

---

४० शौचात् स्वाङ्गजुगुप्सा परैरसंसर्गः

II./40. - Durch die Reinigung von Körper und Geist entsteht ein Abstand zu allen körperlichen Dingen und zu anderen Menschen.

Patanjali verwendet hier ein Wort, das sowohl „Abstand" als auch „Abscheu" heißen kann. Gemeint ist damit nicht, dass wir beim Achten auf die Körperhygiene immer mehr angeekelt von unserem Körper sind, sondern dass wir mit der Reinigung von Körper und Geist immer weniger das Gefühl haben, an unserem Körper zu haften und dieser zu sein.

Die Reinigung gestattet die Erkenntnis, dass der Körper vergänglich ist und verfällt, dass die äußere Erscheinungsform unwichtig ist, jedoch der Pflege bedarf, um sich für dieses Leben zu erhalten. Der Körper ist ein Gefäß, durch das Geist und Selbst agieren. Ihn einfach durch das Zeichen des Nicht-Anhaftens verkommen zu lassen, ist der falsche Weg.

Patanjali empfiehlt die Bemühung um Sauberkeit, da durch sie die Anhaftung verschwindet. Unreinheit bindet, während Reinheit befreit. Gleiches gilt für den Geist und für schlechte Emotionen. Der Abstand zu anderen Menschen kann so ausgelegt werden, dass durch die eigene Reinheit auch das Begehren verschwindet, weil der Körper nur Gefäß ist und im Erkennen dessen an Anziehung verliert.

---

४१ सत्त्वशुद्धिः
सौमनस्यैकाग्र्येन्द्रियजयात्मदर्शनयोग्यत्वानि च

II./41. - Durch Reinigung öffnen sich Heiterkeit, geistige Klarheit, Kontrolle der Triebe und Konzentrationsfähigkeit.
Sie sind der Weg zur Verwirklichung des Selbst.

Wer sich an dieses Gebot hält und dabei immer wieder neu über sich selbst reflektiert, wird bald merken, dass die Unruhe und Wechselhaftigkeit der Sinne nachlassen, dass die Zerstreutheit durch ein zielgerichtetes Streben ersetzt wird und dass innere Gelassenheit und Heiterkeit die Belohnung sind. Durch Reinigung wird der Blick auf das wahre Selbst möglich.

---

४२ संतोषादनुत्तमस्सुखलाभः

II./42. - Zufriedenheit in allem erzielt unvergleichbares Glück.

Nicht nach Glück, sondern nach Zufriedenheit gilt es im Leben zu streben. Zufriedenheit wiederum erzeugt Gelassenheit und Freude. Diese sollte nicht von Lebenssituationen, von Eigentum, von Liebe und Erfolg abhängen, sondern beständig sein.

Das ist nur dann möglich, wenn keine Wünsche bestehen, das Hier und Jetzt gelebt wird und das, was vorhanden ist, wertgeschätzt wird. Hilfreich ist u. a. die Vorstellung, dass alles, was uns geschieht, einen Sinn hat und uns dazu verhilft, an uns und unseren Lebensumständen zu wachsen und zu reifen. Wer den Moment immer akzeptiert, weiß auch, dass er keine Beständigkeit hat und sich sowieso wieder verändern wird. Die Akzeptanz beinhaltet gleichzeitig ein Loslassen von Sorgen und Ängsten. Dadurch öffnen sich neue Wege.

---

४३ कायेन्द्रियसिद्धिरशुद्धिक्षयात्तपसः

II./43. - Selbstdisziplin gestattet das Auflösen von Unreinheiten und aktiviert die Geist- und Körperkräfte.

In der Homöopathie und im Ayurveda wird häufig von der Aktivierung der Selbstheilungskräfte gesprochen, um Schmerzen, geistige Blockaden oder Krankheiten aus eigener Kraft auflösen zu können. Ähnlich ist auch das Gebot bei Patanjali gemeint. Durch meditative Übungen und das Einnehmen der Yoga Stellungen werden Unreinheiten beseitigt, der Körper und Geist gereinigt, wodurch er im Gleichgewicht ist und daraus höhere Kräfte gewinnen kann. Das ist durch den Fluss der Lebensenergie bestimmt, sodass auch die Gesundheit der Organe und der mentalen Bereiche günstig beeinflusst werden.

---

४४ स्वाध्यायादिष्टदेवतासंप्रयोगः

II./44. - Die Selbsterforschung führt den Praktizierenden zu seiner wahren Natur.

Patanjali spricht hier von dem Absoluten, dem Göttlichen in uns. Dieses können wir erkennen, wenn wir uns immer wieder selbst erforschen und studieren, auch von uns selbst lernen, indem wir erkennen, wann wir nach bestimmten Mustern handeln, wie wir reagieren, wann unsere Emotionen Macht über uns gewinnen oder was unser Denken beeinflusst.

Mit dem von Patanjali verwendeten Wort „swadhyaya“ ist aber nicht nur das Selbststudium gemeint, sondern auch das Studieren der Schriften und das Vertiefen der Yogalehre.

---

४५ समाधिसिद्धिरीश्वरप्रणिधानात्

II./45. - Die Selbsthingabe und die Hingabe an Gott öffnen den Weg zur Erleuchtung.

Hingabe und Achtsamkeit sind die Pfeiler, um die wahre Natur und das Göttliche in sich zu entdecken. Hier verwendet Patanjali den Begriff „samadhi“ als die achte Stufe und gleichzeitig das Ziel. Auch ist der Vers eine Wiederholung des Verweises aus dem ersten Kapitel des Yogasutras, dass die Hingabe zu Gott Befreiung möglich macht.

---

४६ स्थिरसुखमासनम्

II./46. - Jede Körperhaltung, die richtig eingenommen wird, ist stabil und bequem.

Gerade für Menschen, die sich mit Yoga noch nicht beschäftigt haben, wirken die Körperpositionen oftmals wie Verrenkungen. Einige Yogarichtungen sind tatsächlich so ausgelegt, dass die Übungen und Stellungen einen hohen Schwierigkeitsgrad haben und besonders viel Kraft und Können erfordern.

Beim Yoga geht es aber weniger darum, seinen Körper gummihaft zu formen, sondern darum, eine Position einzunehmen, die die geistige Meditation und Konzentration ermöglicht. Daher sollte die Haltung, die „asana" genannt wird, immer angenehm und bequem sein, wodurch die eigentliche Entspannung erst möglich ist. Das ist auch darum notwendig, weil viele Positionen über eine längere Zeit unbeweglich eingenommen werden. Yoga ist keine Quälerei, sondern Verwirklichung des Selbst.

---

४७ प्रयत्नशैथिल्यानन्तसमापत्तिभ्याम्

II./47. - Die Yoga Stellung wird durch Entspannung verwirklicht, als ob man, wie die kosmische Schlange, in den Gewässern der Unendlichkeit treibt.

Poetisch ist das Bild, natürlich auch etwas abstrakter. Sinngemäß besagt dieser Vers nichts anderes, als dass der Körper bei der Ausführung einer Yoga Stellung keine Fehlhaltung einnehmen soll, vielmehr loslässt und sich entspannt, bis er leicht und schwebend wie das Grenzenlose ist.

Je intensiver die Übung wird, desto leichter ist die geistige Sammlung und Ausführung, wenn die richtige Haltung erreicht ist. Ein weiterer Zusammenhang bleibt bei diesem Vers das Bild der kosmischen

Schlange in Verbindung mit dem Verfasser selbst. Sie steht für das Ausrichten des Geistes auf die Unendlichkeit. Dagegen soll der Körper nicht mit Gewalt in eine Position gezwungen werden, da so Meditation nicht möglich ist.

---

४८ ततो द्वङ्द्वानभिघातः

II./48. - Durch das Meistern der Yogapositionen ist der Praktizierende gegen alle extremeren Umstände gefeit.

Mit den extremen Umständen ist alles gemeint, was den Menschen beeinflusst und beeinträchtigt. Das können z. B. Hitze oder Kälte, Schmerz oder Freude, Lob oder Kritik, ein stickiger oder gelüfteter Raum sein, Situationen entsprechend, die die Emotionen verändern und den Fluss der Gelassenheit aufwühlen. Bei der Meditation und Kontemplation durch das Einnehmen von Yoga Stellungen lernt der Praktizierende, ruhig und entspannt zu sitzen. Im günstigen Fall stört selbst eine auf der Nase landende Fliege nicht und wird gelassen akzeptiert.

---

४९ तस्मिन् सति श्वासप्रश्वास्योर्गतिविच्छेदः प्राणायामः

II./49. - Die Stufe des "Pranayama" umfasst die Kontrolle des Atems und das Beherrschen der Bewegung von Ein- und Ausatmen.

Wer sich in dieser Stufe übt, ist bald in der Lage, seine Atmung bewusst zu konzentrieren. Bei Patanjali steht immer auch das „prana“, die Lebensenergie, im Vordergrund. Diese wird durch die richtige Atmung günstig gelenkt und ermöglicht so ein positives Gleichgewicht im Körper und im Geist.

---

५० बाह्याभ्यन्तरस्थम्भवृत्तिः देशकालसंख्याभिः परिदृष्टो दीर्घसूक्ष्मः

II./50. - Die richtige Atemtechnik erfolgt durch Einatmen, Ausatmen, durch das Anhalten des Atems, durch Atmung im vorgegebenem Rhythmus und durch das Verlangsamen oder Beschleunigen des Atmens.

Das richtige Atmen ist eine Übung, die viele Yogarichtungen lehren. Alle Atemübungen dienen dazu, die Meditation zu fördern, die Körperstellung zu erleichtern und die Kontrolle über Geist und Körper zu erlangen.

Die Atmung wird auch durch Ort, Zeit und Dauer verändert. So kann z. B. durch tiefe Bauchatmung, durch das bewusste Ein- und Ausatmen durch nur ein Nasenloch oder durch den Mund oder durch Brustatmung ein unterschiedlicher Zustand erreicht werden. Das Einatmen kann kurz oder lang und über mehrere Sekunden erfolgen. Das Anhalten des Atems ermöglicht das geistige Sammeln oder das Zur-Ruhe-Kommen für die Versenkung, das Ausatmen das Loslassen. Die richtige Atmung hat auch immer Einfluss auf die Gesundheit. Durch Übung ist es dann möglich, den Atem auf subtilem Weg optimal zu lenken und damit die Lebensenergie im Fluss zu unterstützen.

५१ बाह्याभ्यन्तरविषयाक्षेपी चतुर्थः

II./51. - Über das Ein- und Ausatmen und das Anhalten des Atems geht die vierte Art des "Pranayama" hinaus.

Die vierte Art ist das meditative Atmen, das nicht daraus besteht, ein- und auszuatmen und die Luft anzuhalten, sondern die Atmung setzt von alleine aus. Diese Technik erfordert zunächst andere Atemübungen, darunter das immer weniger Ein- und Ausatmen von Luft. Die Konzentration wird so verstärkt angeregt und erfolgt in der vierten Technik sehr klar und spirituell. Bei der langen Meditation ist keine Atmung mehr zu spüren. Der Praktizierende fällt dann auch nicht aufgrund von Sauerstoffmangel in Ohnmacht. Er lässt diesen Zustand einfach zu und genießt diese höchste Form der Atemtechnik.

---

५२ ततः क्षीयते प्रकाशावरणम्

II./52. - Das öffnet den Weg, um den Schleier aufzulösen, der das klare Licht verhüllt.

Mit dem Licht ist das Unbewusste, die wahre Natur, die unter allem liegende Wirklichkeit gemeint. Der Schleier ist der, der unsere Sicht beeinträchtigt und verzerrt. Wir sehen die Welt durch ihn hindurch in der Farbe, die er hat. Der Schleier ist unsere Emotion- und Gedankenprojektion, mit der sich unser Blick verschiebt und die wahre Natur verhüllt wird. Genauso kann beim Yoga ein Gefühl von Erleuchtung, Licht, Leichtigkeit und Energiestoß auftreten. Durch die richtige Atmung ist das möglich.

---

५३ धारणासु च योग्यता मनसः

II./53. - Dadurch wird der Verstand konzentriert ausgerichtet.

Atmung erlaubt das Abschalten vom Alltag, das Loslassen von den Gegebenheiten, das Nicht-mehr-Spüren der Position und des Körpers und die innere Versenkung. Die Konzentration auf den Atem ist wie die Ausrichtung der Sinne auf ein Gefühl oder einen bestimmten Punkt im Inneren des Körpers. Das wiederum fördert auch die gesamte Konzentrationsfähigkeit, von der schließlich der Verstand profitiert.

Meditation und geistige Versenkung sind nicht für alle Menschen gleich leicht. Viele haben ein Problem damit, den aktiven und unruhigen Geist zur Ruhe zu bringen. Es ist ihnen zwar möglich, sich auf ein äußerliches Objekt zu konzentrieren, jedoch fehlt die Fähigkeit, die Sinne auf das Innere auszurichten. Durch Atmung ist diese Konzentration möglich, da der Weg über das Lauschen und Beobachten des Atems erfolgt. Das ermöglicht das Spüren innerer Quellen und Bezugspunkte.

---

५४ स्वविषयासंप्रयोगे चित्त(स्य)स्वरूपानुकार इवेन्द्रियाणां प्रत्याहारः

II./54. - Sind die Sinnesorgane nicht mehr auf Objekte ausgerichtet, gehen sie in die Natur des Geistes ein und erhalten ihre eigene Form.

Statt, dass die Wahrnehmung ständig auf äußere Dinge ausgerichtet ist und so die Gedanken sehr unkontrolliert schweifen, ist es beim Yoga wichtig, die Sinne auf das Innere zu lenken. Das erlaubt die wahre Betrachtung aller Objekte, ohne diese begehren oder beurteilen zu wollen. Sie sind dann einfach, was sie sind, weder schön noch hässlich, weder laut noch leise, weder sinnvoll noch ohne Sinn. Auch das Gehör, das Sehen und Fühlen werden so verändert, während im Inneren eine gleichbleibende Ruhe vorherrscht.

Es ist möglich, durch Yoga die Sinne ganz nach innen zu ziehen und so dann auch an kein äußerliches Objekt mehr denken zu müssen. Das ermöglicht die Wunschlosigkeit und das Wahrnehmen des Hier und Jetzt als glücklichen Moment, der so auch mehr an Dauer gewinnt.

Ein Weg dahin ist die Atmung und das Konzentrieren auf das Ein- und Ausatmen.

---

५५ ततः परमा वश्यतेन्द्रियाणाम्

II./55. - So ist die höchste Beherrschung der Sinne erreicht.

Bei der Übung der Atemtechnik und der damit verbundenen Kontrolle der Sinne kann der Geist jederzeit nach innen gelenkt werden, ohne sich von äußerlichen Bedingungen stören zu lassen. Dann ist auch die innere Versenkung möglich, die durch nichts irritiert wird. So ist es möglich, selbst dann zu meditieren, wenn jemand neben einem laute Musik hört oder Bauarbeiten viel Lärm verursachen. Die geistige innere Ruhe bleibt erhalten und äußere Geräusche werden komplett ausgeblendet und überhaupt nicht mehr wahrgenommen.

Mit diesem Vers endet das zweite Kapitel. Die Ursachen des Leidens, die Erklärung, was Karma ist und bewirkt, die acht Stufen des Yogas und die Anwendung der ersten fünf Stufen ist hiermit abgeschlossen. Die drei letzten Stufen werden dann im dritten Kapitel von Patanjali erläutert.

6.3

Kapitel III – Vibuthi Pada

Im dritten Kapitel geht es um die höheren Erfahrungen auf dem Weg zur Erleuchtung, auch um die Entfaltung spiritueller und geistiger Kräfte. Das dritte Kapitel ist das kryptischste von allen und in der Deutung am schwierigsten. Für den gesamten Text ist daher allgemein ein offener Geist für alles Spirituelle und ein Glaube an außergewöhnliche Bewusstseinszustände notwendig. Erklärt werden hier die letzten drei Stufen des Yogas, besonders der Bereich der Meditation. Patanjali macht die Kraft des Geistes sichtbar und die Möglichkeit, höhere Bewusstseinsebenen zu erreichen.

१ देशबन्धश्चित्तस्य धारणा

III./1. - Durch Konzentration wird das Bewusstsein auf eine Stelle fixiert.

Um Ablenkungen zu vermeiden und sich auf Yoga vollständig einzulassen, wird der Geist auf nur ein einziges Objekt ausgerichtet, das am besten im Inneren liegt. Das kann das Lauschen auf den Blutfluss, auf die Atmung, auf den Klang eines Mantras sein oder durch Konzentration auf Bauch, Augenlider, Herzschlag oder ein inneres Bild.

२ तत्र प्रत्ययैकतानता ध्यानम्

III./2. – Erreicht der Gedankenstrom einen einheitlichen Fluss, ist so Meditation möglich.

Meditation ist nicht gleich Meditation. Das spüren Yogaschüler immer wieder. Am Anfang ist es immer nötig, wie Patanjali im ersten Kapitel so schön beschrieben hat, sich über bestimmte Hilfestellungen und Stufen in die Versenkung hineinzuarbeiten. Das erfordert sogar Mühe und Kraft, was der Kontemplation letztendlich entgegenwirkt. Erst nach diesen bewusst gelenkten Schritten kann der Yogaschüler dann durch Atmung und Versenkung den Geist zur Ruhe bringen und meditieren.

Anders sieht das Ganze aus, wenn die Meditation keinerlei geistigen Kraftaufwand mehr erfordert, wenn die Gedanken bereits beherrscht werden und nur wie Wolken dahinziehen. Dann ist sofortige Konzentration möglich, die auch nicht unterbrochen wird. Sie ist auf ein Objekt ausgerichtet und bringt die vollständige Versenkung mit sich, sodass der Praktizierende ganz in dieser Klarheit aufgeht.

Mit Meditation ist nicht das tiefe Nachdenken gemeint, wie es im Westen üblich ist. Es ist die Praxis, die Sinne nach innen zu ziehen und den Geist vollständig zu leeren. Anstatt dass über etwas nachgesonnen wird, soll der Geist gar nicht mehr arbeiten, sondern lediglich in sich ruhen. Der Meditierende atmet im bestimmten Rhythmus und erfährt durch die eingenommene und bequeme Yoga Stellung die gewünschte Entspannung als ein Loslösen von seiner Umgebung und dem Alltag. Die Konzentration öffnet den Geist und ist gleichzeitig ohne Anstrengung möglich. Vor allen Dingen ist sie aber jederzeit möglich, entsprechend auch dann, wenn keine meditative Haltung eingenommen wird.

३ तद् एवार्थमात्रनिर्भासं स्वरूपशून्यम् इव समाधिः

III. /3. - In der Mediation verliert sich der subjektive Blick und die Dinge erscheinen in ihrer eigentlichen Bedeutung.

Wenn der Geist geleert ist, herrscht klare Konzentration. Der Wahrnehmung wird nicht mehr durch Gefühle oder Kenntnisse gelenkt, sondern erreicht eine Art überbewussten Zustand. Wir projizieren entsprechend keine Emotionsbilder mehr, sondern nehmen jedes Objekt so an, wie es ist, ohne Urteil, Hinterfragung, Überprüfung oder Erklärung.

Bei der Meditation wird diese völlige Gedankenstille angestrebt, die das klare Sehen ermöglicht. Die im Geist angestrebte Leere ist dabei nicht negativ als etwas Fehlendes zu betrachten, sondern öffnet erst die Ebenen für höhere Sichtweisen, da nichts blockiert oder ablenkt. Wie es im ersten Kapitel heißt, ruht dann der Wahrnehmende in seiner wahren Natur und ist gleichzeitig auch in der Lage, alles zu überblicken. Das Denken selbst lässt sich dabei nie gewaltsam unterdrücken, sondern wird im geübten Zustand aufgelöst. Auch zurückbleibende Bilder und Emotionen sollen verschwinden, um die Geistesstille zu erreichen. Meditiert wird dann nicht mehr mit einem schönen Bild im Kopf, sondern ohne sich noch selbst zu spüren, wie auch alles andere für diesen Moment ausgeblendet ist.

४ त्रयम् एकत्र संयमः

III./4. - Alle drei letzten Stufen führen in die meditative Versenkung.

Konzentration, Meditation und Versenkung ermöglichen die vollständige Selbstbeherrschung, die im Yogasutra im Sanskrit mit „samyama“ bezeichnet wird. Nur in der Aufeinanderfolge aller drei letzten Stufen ist dieser Zustand der klaren Konzentration erreicht, die dann auch Erleuchtung nach sich ziehen kann. Die Konzentration erfolgt, wie in den drei vorherigen Versen beschrieben, mit entleertem Geist in völliger Geistesstille. Äußere Begebenheiten berühren den Praktizierenden nicht mehr, der Blick auf etwas erfolgt ohne Gefühl, Urteil und Analyse.

---

५ तज्जयात् प्रज्ञालोकः

III./5. - Durch Beherrschung der Meditation wird das Licht und wahre Wesen aller Dinge erkannt.

Erfolgt der Blick unreflektiert und klar, ist direktes Wissen und auch das Erkennen des höheren Bewusstseins möglich. Die Trennung zwischen Innen und Außen löst sich auf und das Selbst verschmilzt mit allem oder nimmt die jeweilige Form des Wahrgenommenen an. Es wäre einfach, hier von einem Spiegel zu sprechen, der alles reflektiert, jedoch ist das Bild nicht ganz korrekt, da der Spiegel immer noch eine Fläche ist, die etwas abbildet. Der Yogameister aber ist nur noch Bewusstsein, kein Körper, Geist oder Subjekt. Er ruht in sich selbst und ist gleichzeitig mit allem verbunden. Das ermöglicht ihm wahres Wissen und sogar den geistigen Einfluss auf Objekte, die er nicht berührt oder das Hineinversetzen in einen anderen Menschen. Ebenso ist so die Aktivierung der Selbstheilungskräfte möglich, da die Lebensenergie kontrolliert gelenkt werden kann.

---

६ तस्य भूमिषु विनियोगः

III./6. - Die Anwendung erfolgt in mehreren, nacheinander folgenden Schritten.

Dieser Vers besagt ganz einfach nur, dass niemand sofort Erleuchtung erlangt oder alles durch den Sprung mitten hinein möglich ist. Fortschritte können nicht erzwungen werden, sondern bauen aufeinander auf. Schritt für Schritt nähert sich der Praktizierende über die acht Stufen dem Ziel der Einheit. Auch bedeutet diese Aussage nichts anderes, als dass immer das Eine in das Andere übergeht. Das geschieht schrittweise.

---

७ त्रयम् अन्तरणगं पूर्वेभ्यः

III./7. - Die drei Glieder sind gegenüber den vorhergehenden auf das Innere ausgerichtet.

Während die ersten fünf Stufen zeigen, wie sich das Verhalten gegenüber der Umwelt und anderen Menschen, gegenüber sich selbst bis hin zur Selbstschulung ändert und ausrichtet, welche Positionen eingenommen werden und wie dabei geatmet wird und die Sinne nach innen gerichtet werden können, finden die letzten drei Stufen nur noch innerlich statt. Konzentration, Meditation und Versenkung führen zur Befreiung und zum Erkennen der wahren Natur.

---

८ तद् अपि बहिरङ्गं निर्बीजस्य

III. /8. - Dennoch sind sie gegenüber dem Einssein ohne aufkeimende Bewusstseinsinhalte immer noch von äußerlicher Natur.

Ist eine Versenkung und Meditation ohne Erkenntnis als nicht-dualistischer Zustand möglich, ist die Erfahrung der Einheit erreicht. Gegenüber diesem Zustand sind die drei anderen zwar auf das Innere ausgerichtet, stellen jedoch noch nicht das höchste Innerliche dar und sind, in Hinblick auf das wahre Bewusstsein, immer noch äußerlich.

Der höchste Zustand des „samadhi“ gestattet dem Praktizierenden seinen Geist mit dem Gegenstand der Meditation zu vereinen. Im Gewahrsein des wahren und absoluten Bewusstseins lösen sich Gedanken, Emotionen und Wünsche auf, während solche auf den anderen Stufen noch bewusst unter Kontrolle gebracht werden müssen. Sie existieren entsprechend weiter. Dadurch sind auch diese Stufen nur nach Innen ausgerichtet und noch nicht vollständig verinnerlicht.

९ व्युत्थाननिरोधस स्कारयोर् अभिभवप्रादुर्भावौ निरोधक्षणचित्तान्वयो निरोधपरिणामः

III./9. - Werden die wechselhaften geistigen Eindrücke beherrscht, treten sie nicht mehr ungewollt aus dem Unbewussten, sondern fügen sich in die Ruhe des Geistes ein.

Nicht immer treten Gedanken nur auf, wenn sie um eine bestimmte Sache kreisen oder durch Emotionen verursacht werden. Es gibt etliche Bilder und Eindrücke, die ganz plötzlich auftauchen und wieder verschwinden. Sie kommen aus dem Unterbewusstsein, das normalerweise ein verborgener Bereich für das Bewusstsein ist und den Eindrücken als eine Art Ablagerungsplatz dient. Durch Versenkung können auch solche Gedankenwellen unter Kontrolle gebracht und transformiert werden. Damit ist es möglich, den unbewussten Bereich zu reinigen und zu leeren. Das Ergebnis ist die Befreiung aller gedanklichen Ablenkungen.

---

१० तस्य प्रशान्तवाहिता संस्कारात्

III./10. - Die Impulse des Geistes werden durch Wiederholung zur Ruhe gebracht und verlagern ihren Fokus auf die allem zugrundeliegende Stille.

Auch der Geist lässt sich nicht, wie ein Tier, dressieren. Alles ist nur schrittweise und durch Wiederholung möglich. Sobald die Gedanken regelmäßig zur Ruhe gebracht werden können, öffnet sich ein ungestörter Fluss des Denkens. Hier bleibt das Bild der durch den Kopf ziehenden Wolken oder von fließendem Wasser eines der besten. Jeder Gedanke zieht weiter, ohne gegriffen zu werden, ohne sich daran aufzuhalten und ohne, dass er Macht über die Gefühle gewinnt. Der Fluss der Gedanken rauscht im gleichbleibenden Klang, der sich dann in geistige Stille verwandelt.

---

११ सर्वार्थतैकाग्रतयोः क्षयोदयौ चित्तस्य समाधिपरिणामः

III./11. - Wenn die Zerstreutheit abnimmt und die klare Konzentration zunimmt, entwickelt sich der Geist zur Einheit.

Dieser Vers fasst zusammen, was zuvor gesagt wurde. Werden die Gedanken zur Ruhe gebracht und beherrschen nicht mehr unsere Gefühle, ist reine Konzentration möglich und damit auch die vollkommene Versenkung mit leerem Geist, ohne Leidenschaft, Gefühl oder Anhaftung. Die Einheit ist immer das höhere Bewusstsein, das durch Meditation erfahrbar wird.

---

१२ ततः पुनः शान्तोदितौ तुल्यप्रत्ययश् चित्तस्यैकाग्रतापरिणामः

III./12. - Die Wandlung zur Einheit ist dann geschafft, wenn sich die Bewusstseinsinhalte immer gleichen.

Ein Fluss an gleichen Bewusstseinsinhalten ist nur dann möglich, wenn der Geist nicht durch Worte, Bilder oder Gefühle gestört oder abgelenkt wird. Dann ist alles, was an Gedanken durch den Kopf zieht, einheitlich und wird lediglich im eigenen Zustand betrachtet. Die Impulse verlieren ihren sprunghaften Charakter.

Bei der Konzentration auf ein Objekt ändern dann auch die aufsteigenden und sich wieder verflüchtigenden Gedanken nichts. Die Möglichkeit besteht, dass sich der Raum für ein tieferes Bewusstsein öffnet.

---

१३ एतेन भूतेन्द्रियेषु धर्मलक्षणावस्थापरिणामा व्याख्याताः

III./13. - Dann ist das Erkennen der Veränderungen aller Elemente und Sinnesorgane in Form, Zeit und Zustand möglich.

Mit klarem Blick, der ohne Schleier aus Denken und Fühlen erfolgt, ist die Betrachtung objektiv möglich, entsprechend ohne den subjektiven Blickwinkel. Die Dinge sind, wie sie sind. Die gesamte Wahrnehmung verändert sich und ist pure Konzentration, ohne anstrengend zu sein. Weder Formen noch Zeitempfinden noch der allgemeine Zustand sind wichtig. Auch die Sinnesorgane sind nicht mehr aktiv tätig.

Zeit ist nur wichtig, wenn Veränderung oder Wandel herrscht. Durch den gleichbleibenden Meditationsgedankenstrom gibt es keine Veränderung und damit auch keine Zeit. Es gibt keine Sinneswahrnehmung mehr, da niemand mehr da ist, der etwas sieht, denkt oder fühlt. Dadurch ist der Geist offen und nicht mehr begrenzt.

---

१४ शान्तोदिताव्यपदेश्यधर्मानुपाती धर्मी

III./14. - Es bleibt eine Instanz vorhanden, die von allen Vergangenen, Jetzigen und Künftigen unberührt ist.

Diese Instanz ist die wahre Natur, das wahre Selbst oder das höhere Bewusstsein. All diese Worte sind Ausdruck für ein und dasselbe. Die Einheit, die sichtbar macht, dass alles verbunden ist und niemand getrennt von etwas existiert, ist unveränderlich. Das Selbst, das immer den Veränderungen folgt, ist frei und unangreifbar. Es gibt keinen Widerstand mehr, keine Trennung. Alles ist eins.

---

१५ क्रमान्यत्वं परिणामान्यत्वे हेतुः

III./15. - Die Wandlungen haben ihre Ursache in den Naturgesetzen und sind im Verlauf verschieden.

Nichts ist gleichbleibend, alles verändert sich. Die Ursache dafür liegt in den Naturgesetzen. Sie sind auch für die von Patanjali noch zu beschreibenden höheren Kräfte verantwortlich, die dann lediglich auf einer anderen Ebene stattfinden.

Auch Umwandlungen unterliegen der kosmischen Ordnung. Daher ist sogar das, was nicht physikalisch erklärbar ist, eine Folge der Gesetzmäßigkeit. Ein übernatürlicher Zustand oder eine übernatürliche Gabe kann natürlich sein, aber auch durch Rauscheinwirkung, durch Rituale und Mantras oder durch meditative Bewusstseinserweiterung erreicht werden. Gleichzeitig ist den Menschen, die übernatürliche Kräfte haben, nicht schlagartig auch der Zugang zum „samadhi" möglich.

---

१६ परिणामत्रयसंयमाद् अतीतानागतज्ञानम्

III./16. - Durch Meditation und Versenkung auf die genannten drei Arten entsteht Wissen über Vergangenes und Zukünftiges.

Nicht umsonst heißt es, wer die Gegenwart verstehen möchte, muss auch die Vergangenheit kennen. Im Yoga ist die Konzentration auf das Hier und Jetzt eine wichtige Voraussetzung für die Loslösung des Egos und das Auflösen von Leiden. Wird die Konzentration klar auf den Augenblick gelenkt, ist es leicht, die Veränderungen ohne Intellekt wahrzunehmen und auf das Kommende zu schließen. Das ist gemeint, wenn von einer intuitiven Denkweise gesprochen wird.

Statt mit dem Verstand zu berechnen, was aufgrund der bereits geschehenen Ereignisse in der Zukunft passieren könnte, verweist Patanjali auf eine Meditationsform, die auf einen bestimmten Punkt in der Vergangenheit oder in der Zukunft ausgerichtet ist. Intuitiv wird der Übergang in seiner Veränderung erfasst, sodass eine Deutung möglich ist.

Da Zeit im Zustand der Meditation keine Rolle spielt, überlagern sich die Punkte der Vergangenheit, der Gegenwart und der Zukunft. Daraus entsteht ein klares Bild des Verständnisses, was passieren wird oder passiert ist. Denn auch die Vergangenheit ist durch den Schleier der Emotionen und Erinnerungen verzerrt und verschlüsselt. Erst im neutralen Rückblick kann erkannt werden, was wirklich geschehen ist und warum sich bestimmte Dinge so entwickelt haben.

---

१७ शब्दार्थप्रत्ययानाम् इतरेतराध्यासात् संकरस्
तत्प्रविभागसंयमात् सर्वभूतरुतज्ञानम्

III./17. - Wort, Bedeutung und Vorstellung sind im Geist miteinander verknüpft und bestimmen das Verständnis einer Sache. Werden diese durch meditative Versenkung getrennt betrachtet, wird wahrhaftes Wissen über den Klang und das Wesen erlangt.

Der Mensch kommuniziert durch Sprache, Mimik und Gesten, die wiederum sein Verständnis durch Bilder, Vorstellung und Klänge prägen. Versteht er die Sprache, kann er sich das Gesagte vorstellen und erfasst die Bedeutung dessen. Trotzdem gibt es auch in der gleichen Sprache Missverständnisse oder jemand meint etwas anders, als er ausdrücken kann. Das kommt daher, dass jeder das Gesagte in seinem Verständnis und seinen Kenntnissen subjektiv deutet. Auch Gedanken sind immer mit Bildern und Vorstellungen verbunden, die dann Gefühle erzeugen. Diese haben Einfluss auf die gesamte Kommunikation.

Ein gleicher Satz kann von zwei verschieden denkenden Menschen unterschiedlich interpretiert und damit verstanden werden. Durch meditative Versenkung werden diese Schwierigkeiten aufgehoben und das Gesagte wird nicht beurteilt. Selbst eine fremde Sprache kann entschlüsselt werden, wenn lediglich der Klang, die Art des Sprechens und der Gesichtsausdruck betrachtet werden. Irgendwie ist es immer möglich, dass sich Menschen einander verständlich machen. Sie nutzen alles, was sie haben, auch Symbole, Gesten oder Gebärden. All das übt der Praktizierende ohne Bewegung durch reine Konzentration. Es erlaubt ihm zu erfassen, worum es geht.

---

१८ संस्कारसाक्षात्करणात् पूर्वजातिज्ञानम्

III. /18. - Die direkte Erfahrung gestattet aus dem Unbewussten heraus das Wissen über vorangegangene Leben.

Nun kommt Patanjali wieder auf das Karma und die Wiedergeburt zu sprechen, die im Hinduismus ein fester Bestandteil des Glaubens ist. Er sagt, dass es durch tiefe Versenkung und direkte Wahrnehmung möglich wird, die eigenen Reinkarnationen zu erfassen und zu spüren, was in den vorherigen Leben geschehen ist. Möglich ist das z. B. durch das Finden eines Gedankenimpulses, der mit dem jetzigen Leben nichts zu tun hat. Auf diesen wird reflektiert, wobei sich bestimmte Muster offenbaren, die sich zusammensetzen lassen.

Ähnlich ist das mit bestimmten Ängsten, die keinen Sinn ergeben. Im Vorleben ist vielleicht ein Mensch als Kind ins Wasser gefallen und hat diese Angst im nächsten Leben immer noch im Unterbewusstsein verankert. Bei der Versenkung kann dann durch Konzentration ein Bild aufsteigen, das zeigt, wie der Sturz stattfand oder dass das Kind sogar dabei ums Leben kam. Allerdings sind solche spirituellen Rückblicke nicht von wesentlicher Bedeutung für die Erleuchtung. Patanjali sagt nur, dass sie möglich sind. Vielmehr können solche Erfahrungen den Weg zur Erleuchtung auch stören oder stellen Hindernisse dar, die überwunden werden müssen. Das macht er besonders im vierten Kapitel sichtbar.

---

१९ प्रत्ययस्य परचित्तज्ञानम्

III./19. - Durch die Konzentration auf die Gedanken eines anderen, wird sein geistiges Wesen sichtbar.

Meistens genügt es schon, sich im Gespräch mit einem anderen Menschen auf das zu konzentrieren, was er sagt, ohne selbst dazwischenzureden oder dessen Ansicht mit der eigenen Meinung zu überlagern. Das bewirkt, dass das Gesagte klar erfasst wird, ebenso derjenige, der spricht. Wird dagegen die eigene Meinung als höher bewertet, ist es kaum möglich, den Inhalt der Worte richtig zu verstehen. Die subjektive Sicht verhindert das Verständnis.

Daher ist es wichtig, denjenigen in Ruhe aussprechen zu lassen und zuzuhören. Nichts Anderes tut der Praktizierende, um sich in den anderen hineinzuversetzen. Intuitiv erspürt er, wen er vor sich hat und kann so über das äußerliche Erscheinungsbild und das Verhalten hinaus auch den wahren Kern des Wesens erkennen.

---

२० न च तत्सालम्बनं तस्याविषयीभूतत्वात्

III. /20. - Das Wissen erstreckt sich jedoch nicht auf geistige Faktoren, die nicht Teil der Einheit sind.

Die Einheit ist das „samyama", bestehend aus Konzentration, Meditation und überbewusstem Zustand, das sich ergibt, wenn wir uns ein Objekt vorstellen und uns auf dieses bewusst konzentrieren. Daher ist es auch bei einem anderen Menschen möglich, ihn intuitiv zu erspüren und seinen Charakter zu deuten, alles bleibt jedoch nur ein Teilaspekt, sodass sich niemand anmaßen kann, einen anderen vollständig verstanden zu haben. Das lässt schon die Komplexität der Psyche nicht zu. Sichtbar werden nur bestimmte Ausschnitte, wodurch die Reaktion auf den anderen vereinfacht wird.

---

२१ कायरूपसंयमात् तद्ग्राह्यशक्तिस्तम्भे चक्षुःप्रकाशासंप्रयोगे ऽन्तर्धानम्

III. /21. - Wird das "samyama" auf den eigenen Körper ausgerichtet, löst sich dieser auf und wird unsichtbar, ebenso wie alles Gesehene.

Patanjali spricht von dem Licht im Auge, das verschwindet, und meint damit die Wahrnehmung selbst. In der tiefen Versenkung wird die Persönlichkeit aufgelöst, das Gesehene verliert an Bedeutung und der Körper wird nicht mehr gespürt. Dadurch wird der Praktizierende nicht wirklich unsichtbar, sondern überwindet für den Moment der Meditation alles Körperliche und ist nur noch Geist oder Bewusstsein.

Anmerkung des Verlags:

Nicht alle Übersetzer und Autoren inkludieren den nachfolgenden Vers. Um alle Aspekte des Yogasutras zu berücksichtigen, haben wir uns jedoch dafür entschieden, diesen Vers zu übernehmen.

---

२२ एतेन शब्दाद्यन्तर्धानमुक्तम्

III./22. - Auch Töne und Sinneseindrücke verschwinden auf diesem Weg.

Der Geist ist hier in der Lage, alle Geräusche auszublenden und nur sich selbst zu erfassen. Er kann inmitten von Lärm völlige Stille erfahren, wodurch die reine Kontemplation möglich ist. Das hat Patanjali auch in den vorangegangenen Kapiteln erklärt.

---

२३ सोपक्रमं निरुपक्रमं च कर्म तत्संयमाद् अपरान्तज्ञानम् अरिष्टेभ्यो वा

III./23. - Wie das Karma wirkt, kann deutlich sichtbar oder verborgen sein. Durch meditative Versenkung erhält man Wissen über Unglücksfälle und den eigenen Tod.

Das Karma wird in der Yogaphilosophie in drei Bereiche eingeteilt. Es kann im Hier und Jetzt aktiv sein, als gespeichertes Karma wirken oder neu entstehen. Wird die Konzentration auf das jetzige aktive Karma ausgerichtet, wird erkannt, was das gespeicherte Karma enthält. Beide zeigen, wie wir uns verhalten müssen, um positives Karma zu sammeln. Das ist durch bestimmte Aufgaben oder durch die Änderung eines Charakters oder schlechter Gewohnheiten machbar.

Mit der Meditation auf das Karma entsteht ein Wissen darüber, wann die Aufgaben erfüllt sind und wann der eigene Körper nicht mehr benötigt wird. Die Vorstellung, wann der Tod eintritt, ist jedoch ein Hindernis für das aktive Handeln und sollte daher auch nicht zwingend als Akt der Versenkung verfolgt werden.

---

२४ मैत्र्यादिषु बलानि

III./24. - Durch Kontemplation über Mitgefühl und Freundlichkeit werden innere positive Kräfte geweckt.

Hier verbindet sich die Yogaunterweisung in ihren Hinweisen darauf, negative Gefühle umzukehren und durch eine positive Einstellung die Begegnung mit anderen zu fördern und Hindernisse im Leben zu beseitigen. Es ist dabei wichtig, nicht nur über Güte, Freundlichkeit, Nächstenliebe und Mitgefühl nachzudenken, sondern sich diese Eigenschaften einzuverleiben und damit in der Welt zu agieren. Nur so kommt die positive Energie auf uns zurück.

Sie wird in der eigenen Handlung und Einstellung im Inneren geweckt und der Geist durch Meditation besänftigt und geleert. Hier geht es nicht um Gefühlskälte und Gleichgültigkeit, sondern um ein einheitliches Wesen, das nichts aus der Ruhe bringt und das so besser auf andere reagieren kann.

---

२५ बलेषु हस्तिबलादीनि

III. /25. - Wird das Wesen der Kraft erfasst, kann auch die Kraft von Tieren genutzt werden.

Gemeint ist hier ein Hilfsmittel, wenn die eigene Persönlichkeit zu schwach ist, um im steten Gleichklang der Emotionen zu agieren und mitfühlend und achtsam zu sein. Um den Geist zu stärken, kann das Objekt der Meditation ein bestimmtes Tier sein, z. B. ein Löwe oder Elefant. Das sich Hineinversetzen in das Tier weckt auch in uns Stärke und Mut. Wer mehr Mitgefühl und Sanftmut benötigt, kann über das Verhalten einer Kuh reflektieren.

Das klingt zwar witzig, verweist aber im Grunde auch auf die Macht der übernommenen Eigenschaften. Viele Menschen suchen in anderen nicht das Positive, sondern ihre Fehler und schlechten Eigenschaften, um ihnen diese dann vor Augen zu führen. Was aber wirklich geschieht, ist die Stärkung dieser negativen Eigenschaften im eigenen Geist. Wer dagegen das Positive sucht, wird es auch finden und stärkt gleichzeitig die positiven Seiten in sich selbst.

---

२६ प्रवृत्त्यालोकन्यासात् सूक्ष्मव्यवहितविप्रकृष्टज्ञानम्

III. /26. - Durch geistige Vertiefung kann auch das Subtile, Verborgene und weit Entfernte wie durch Licht beleuchtet werden.

Vieles lässt sich im rationalen Bereich deuten und erkennen. Daneben gibt es jedoch die verborgenen, metaphysischen oder nicht rationalen Ebenen, die nicht wegdiskutiert werden können.

Einfach ist das Beispiel des Gedankens. Dieser kann zwar durch messbare Impulse als Aktivität erfasst werden, jedoch nicht in seinem Inhalt. Ein Arzt kann die Denkaktivität feststellen, sogar die Art des Gedankens und das Ausmaß der Emotion über den Pulsschlag und die Reaktion des Menschen, jedoch kann er nicht bestimmen, was genau gedacht wird. Das ist der nicht erfassbare Bereich, der, nach Patanjali, durch Versenkung erschlossen werden kann. Dabei ist es zwar auch nicht möglich, Gedanken zu lesen, der Geist wird jedoch darauf geschult, feinsinniger auf alles zu reagieren und auch das, was normalerweise übersehen wird, aufzuspüren.

---

२७ भुवनज्ञानं सूर्यसंयमात्

III./27. - Wissen über den Kosmos ist durch meditative Versenkung auf die Sonne möglich.

Der Begriff „Kosmos“ ist hier zwar passend, das Sanskritwort „bhuvana“ heißt aber viel mehr, z. B. auch Welt, All oder Universum. Gemeint ist daher nicht alleine der äußerliche Kosmos, sondern, wie häufig bei Patanjali, der innere Kosmos in uns selbst. Diesen können wir durch Kontemplation und Versenkung erkennen, indem wir unseren Geist auf die Kraft und Energie der Sonne ausrichten.

Das Wissen über Raum und Zeit oder andere Planeten ist damit weniger gemeint. Es geht alleine um Selbsterforschung und Selbsterkenntnis. Gleichzeitig zeigt Patanjali, dass sich auf alles meditieren lässt, selbst auf weit entfernte Objekte, die außerhalb von uns liegen, gegenüber denen, die in uns zu finden sind. Dazu dient die Sonne, der Mond oder der Polarstern, wie die nächsten Verse zeigen.

---

२८ चन्द्रे ताराव्यूहज्ञानम्

III./28. - Der Mond als Objekt der Versenkung gestattet Kenntnisse über die kosmische Ordnung.

Auch der Mond ist hier nicht alleine als Trabant gemeint, der dann durch das Fokussieren Einblick auf die Sternenkonstellation oder den Kosmos gewährt, sondern Patanjali vermittelt hier eher die Möglichkeit, die Energie und Einwirkung des Mondes zu nutzen und darüber den eigenen inneren Kosmos zu stärken. Auch hat der Mond in der indischen Astrologie eine große Bedeutung und dient daher als Symbol und Meditationsobjekt.

---

२९ ध्रुवे तद्गतिज्ञानम्

III./29. - Durch die Versenkung auf den Polarstern ergibt sich das Wissen über die Bewegung der Sterne.

Der Polarstern strahlt heller als alle anderen Sterne und kann daher immer gefunden werden, wenn Wolken die Sicht nicht gerade versperren. Er wirkt größer und leuchtender als andere Sterne, die um ihn zu kreisen scheinen. Daher dient auch das Denken an den Polarstern oder an dessen Licht der Kontemplation. Die Bewegung der Sterne erfolgt dann in Kreisen um ihn herum und wirkt sich durch die Gleichmäßigkeit auf das Gemüt beruhigend aus.

---

३० नाभिचक्रे कायव्यूहज्ञानम्

III./30. - Die Konzentration auf den Bauchnabel als Zentrum weckt das Wissen über die Körperfunktion.

Neben den äußerlichen Meditationsobjekten ist auch das Ausrichten des Geistes auf das Innere möglich. Dabei geht es nicht nur um die reine Konzentration auf ein Bild oder auf einen Punkt, sondern auch konkret auf Bereiche des Körpers.

Durch Lauschen auf das Innere und die Konzentration auf den Körper wird er uns verständlicher, während gleichzeitig die Meditation das Leeren des Geistes möglich macht. Sehr häufig wird im Yoga der Bauch und der Bauchnabel als Zentrum genutzt. Beide bilden den energetischen Mittelpunkt und sind auch beim Nabel-Chakra Konzentrationspunkte, auf die der Atem gelenkt wird.

---

३१ कण्ठकूपे क्षुत्पिपासानिवृत्तिः

III./31. - Hunger und Durst verschwinden, wenn die Konzentration auf den Hals- und Kehlkopfbereich fällt.

Hunger und Durst können durch Meditation auf den Kehlkopf unter Kontrolle gebracht werden. Der Geist erhebt sich dabei über die Körperfunktionen, nach Patanjali sogar so weit, dass diese Grundbedürfnisse ganz abgestellt werden können. Im Bereich des Halses liegt gleichzeitig auch die Schilddrüse, die den Stoffwechsel des Körpers steuert und damit den Appetit. Die Meditation kann daher bei einer Diät helfen oder allgemein Heißhunger reduzieren.

---

३२ कूर्मनाड्यां स्थैर्यम्

III./32. - Bei der Meditation auf dem Rückenmarkskanal entsteht Festigkeit.

Der Bereich dieses Energiekanals wird im Sanskrit mit dem Wort „Schildkröte" angegeben. Dabei kann der Brustkorb oder auch der Bereich der Wirbelsäule gemeint sein, durch den die Lebensenergie fließt. Wird dieser Fluss beherrscht, ist nicht nur körperliche, sondern auch geistige Festigkeit möglich. Die Konzentration verhilft z. B. labilen oder emotional belasteten Menschen, zu mehr Stabilität und Selbstsicherheit.

---

३३ मूर्धज्योतिषि सिद्धदर्शनम्

III./33. - Mit der Versenkung auf das innere Licht erhält man die Sicht derer, die Erleuchtung erlangt haben.

Dafür ist die Konzentration auf den Scheitel notwendig, da hier das Chakra der Aura, des Gott Bewusstseins und der Seele sitzt und das nach oben hin geöffnet ist. Hier führt der Weg aber auch zurück zur ursprünglichen Quelle und damit näher zum wahren Selbst.

Dieses Chakra verbindet den Menschen mit dem Kosmos in einem Einheitsbewusstsein des Ganzen. Diejenigen, die bereits Vollkommenheit und innere Schau erlangt haben, können dabei hervorragend als Kraftquelle dienen.

Patanjali verweist in seinen Versen häufig darauf, dass das jeweilige Meditationsobjekt Energie liefert und Stärke aus der Vorstellung von Stärke erlangt wird. So sind tiefe Einblicke auf sich selbst möglich, die sich intuitiv wie Türen öffnen. Auch können Yogameister um Hilfe gebeten werden, die bereits in das Nirwana eingegangen sind.

Es heißt, dass viele, die Erleuchtung erlangt haben, vor der Wahl -stehen, ganz im Nirwana aufzugehen oder das Leben dazu zu nutzen, ihr Wissen weiterzugeben, als Inspirationsquelle zu dienen und zu helfen. Das Eingehen in das Absolute ist das letzte Ziel. Dieses wird mit der Vorstellung von Licht gleichgesetzt.

---

३४ प्रातिभाद् वा सर्वम्

III. /34. - Genauso ist es möglich, plötzliche Erleuchtung zu erlangen.

Alles Wissen entsteht aus der reinen Intuition, wenn der Geist nur noch Bewusstsein ist. Manche Menschen gehen den Weg über die acht Stufen schrittweise und mit dem langsamen Ablegen ihres Ichs und Egos, andere sind durch ein positives Karma schneller in der Lage, die Stufen bis zur Erleuchtung zu überwinden. Daneben gibt es auch Menschen, die ihr wahres Selbst nie entdecken. All das hängt, wie Patanjali bereits ausgeführt hat, nicht mit dem sozialen Stand, den eigenen Kenntnissen und der eigenen Sichtweise zusammen, sondern mit unendlich vielen Faktoren, darunter auch mit dem vorherigen Leben. Bei Yoga kann die Erleuchtung dann plötzlich erfolgen, ohne dass der Praktizierende damit rechnet.

---

३५ हृदये चित्तसंवित्

III. /35. - Durch die Konzentration auf das Herz wird das Bewusstsein verstanden.

Wird das Bewusstsein ganz erfasst, ist auch Selbsterkenntnis möglich. Das geschieht nicht über das Nutzen des Verstandes, sondern auf intuitivem Weg. Das Herz bildet entsprechend das wichtige Zentrum für alle Handlungen und für das Erwachen des Selbst. Auch macht die Meditation auf das Herz die Sicht auf das Herz eines anderen möglich in einer Herz-zu-Herz-Verbindung.

---

३६ सत्त्वपुरुषयोर् अत्यन्तासंकीर्णयोः प्रत्ययाविशेषः भोगः परार्थत्वात् स्वार्थसंयमात् पुरुषज्ञानम्

III. /36. - Das reine Bewusstsein wird immer noch als getrennt vom eigentlichen Selbst empfunden. Durch das Eingehen in den All-Geist werden beide grenzenlos und verbunden erscheinen. Die Kontemplation erfolgt auf das wahre Selbst, nicht auf das Ego. Dadurch erlangt man Wissen über die Seele.

Bestimmte Eigenschaften in uns bewirken den momentanen Zustand unseres Gemüts. Wir können, ohne sichtbaren Grund, unruhig und träge sein oder ruhig und gelassen. Im Yoga und im Sanskrit werden diese Zustände „rajas“, „tamas“ und „sattva“ genannt. Letzteres bezeichnet die Reinheit als Freude und Ausgeglichenheit.

Aus diesem Zustand heraus entstehen viele Emotionen, darunter auch Vergnügen oder Spaß an einer Sache. Diese Gefühle haben jedoch nichts mit dem wahren Bewusstsein und dem dauerhaften Zustand der Zufriedenheit und Gelassenheit zu tun, sondern sind immer noch individuell geprägt.

Durch Kontemplation lassen sich diese getrennten Ebenen auflösen und die Natur des wahren Selbst erkennen. Dieses handelt immer gleich und ohne Gefühlsschwankungen. Es hilft auch dann, wenn die eigenen Entscheidungen unsicher sind. Statt danach zu fragen, was das Ich will, wird darüber meditiert, was das wahre Selbst möchte. Während sich diese Ebenen anfangs noch unterscheiden, verschmelzen sie durch Versenkung.

---

३७ ततः प्रातिभश्रावणवेदनादर्शास्वादवार्त्ता जायन्ते

III./37. - Daraus ist die Einsicht neu möglich, auf das intuitive Hören, die Empfindungen, die Innenschau, den Geschmack und den Geruch.

Wird im Sinne des höheren Selbst und Bewusstseins gehandelt, verändern sich alle Sinneseindrücke und leuchten neu und in ganz anderer Stärke. Auch hier kommt die Entsagung zur Geltung, die das Loslösen vom Ich beinhaltet, sodass Wünsche völlig absorbiert werden und der Jetzt-Zustand die einzig wahre Realität ist, in der alles stimmig ist. Empfunden wird jede Situation als ein geschenkter Überfluss. Für alle ist im Leben immer auch alles in unendlicher Menge da. Selbst Kontemplation erfolgt nicht mehr als bewusstes Vertiefen, sondern ist jederzeit machbar. Alles nimmt eine höhere Ebene an.

---

३८ ते समाधाव् उपसर्गा व्युत्थाने सिद्धयः

III./38. - Äußerlich betrachtet sind diese Gaben außergewöhnliche Fähigkeiten. Für den Zustand des Einsseins sind sie dagegen ein Hindernis.

Da für Patanjali durch Meditation und Versenkung auch eine tiefere Schau möglich ist und damit höhere mentale und geistige Fähigkeiten wachgerufen werden können, dient dieser Vers als Warnung, sich durch diese neue Sichtweise nicht wieder in den Bereich des Egos zurückzubegeben.

Höhere Kräfte sind nicht das Erstrebenswerte, sondern über diese wird der Weg zur Erleuchtung geebnet. Sie bleiben dabei durch ihre klare und geistige Kraft auch Versuchungen für den Praktizierenden. Der spirituelle Weg macht übersinnliche Erfahrungen zwar möglich, sie sollten jedoch nur als Zwischenebene betrachtet werden.

---

३९ बन्धकारणशैथिल्यात् प्रचारसंवेदनाच् च चित्तस्य परशरीरावेशः

III./39. - Kann die Bindung an den Körper über den neuen Bewusstseinsstand gelockert werden, ist es möglich, in einen anderen einzutreten.

Nach Patanjali ist es möglich, den Geist vom eigenen Körper zu lösen und entsprechend auch in andere Körper einzutreten. Das macht die Grundregel für das Yoga sichtbar, also wie wichtig es ist, nicht mehr mit dem eigenen Körper verhaftet zu sein oder sich mit diesem zu identifizieren, sodass die Angst vor dem Tod oder Schmerzen verschwindet.

Erkannt werden muss immer, dass der Geist frei ist und selbst an das Gefäß des Körpers nur scheinbar gebunden ist. Das wahre Selbst ist nicht der physische Körper, sondern nutzt diesen nur. Daneben gibt es den Astralkörper, der in alle anderen Körper eintreten kann. Ohne spirituellen Hintergrund kann der Vers in dem Rahmen gedeutet werden, dass es möglich wird, sich jederzeit in einen anderen Menschen hineinversetzen zu können, um diesen besser zu verstehen.

---

४० उदानजयाज् जलपङ्ककण्टकादिष्व् असङ्ग उत्क्रान्तिश् च

III./40. – Durch das meisterhafte Beherrschen der Lebensströme ist es möglich, selbst durch Wasser, Schlamm und Dornen ungehindert hindurchzuschreiten.

Verglichen werden kann diese Aussage mit dem Gehen über Feuer. Wenn sich der Geist darauf konzentriert, keinen Schmerz zu empfinden, ist es machbar, mit bloßen Füßen über die Glut des Feuers zu laufen.

Auch bei der tiefen Versenkung bleibt die Beherrschung aller Sinne und Körperempfindungen umsetzbar. Die Energie und Steuerung des Körpers kann geistig genutzt werden. Der Sanskritbegriff dafür ist „udana" und umfasst den nach oben gerichteten Lebenshauch. „Udana" steuert auch die Leistung, das Gedächtnis und den Willen oder das Verlassen des physischen Körpers.

---

४१ समानजयात् प्रज्वलनम्

III./41. - Bei der Versenkung auf die Verdauungsenergie entsteht leuchtende Verklärung.

Diese Energie dient der Verdauung und der Erzeugung von Hitze. Das macht möglich, dass Yogameister in der kältesten Umgebung nackt sitzen können, ohne sich zu erkälten, und bei der Meditation die eigene Körperwärme regulieren und nutzen. Sie sind sogar in der Lage, mit dem eigenen Körper Eis zu schmelzen.

Wird diese Verdauungsenergie beherrscht, ist Feuer und Wärme jederzeit zur Hand. Als Bild kann der Gang im Winter in ein eiskaltes Meer dienen. Ein normaler Mensch kann zwar abgehärtet sein, wird jedoch bei der Berührung mit dem eiskalten Wasser unweigerlich zusammenzucken und muss sich überwinden, weiterzugehen. Der Yogi dagegen reagiert überhaupt nicht, sondern nimmt das Wasser genauso an wie Wind und Regen. Patanjali verzichtet darauf, eine konkrete Methode vorzustellen. Er verweist nur darauf, dass es möglich ist.

---

४२ श्रोत्राकाशयोः सम्बन्धसंयमाद् दिव्यं श्रोत्रम्

III./42. - Durch die Versenkung auf Raum und Ohr und deren Verbindung erhält man ein überphysisches Gehör.

Gerade bei der Meditation spielt das Gehör eine wichtige Rolle. Es ist möglich, die Gehörsinne zu verstärken oder die Geräuschkulisse um sich herum vollständig abzuschalten und auszublenden. Bei der Kontemplation kann herausgefunden werden, wie weit sich die Vorgänge im Ohr zurückverfolgen lassen, wie weit sie nach innen hin spürbar sind. Der Raum entfernt sich gleichzeitig, sodass nur noch das Innere wahrnehmbar ist und ein innerer Klang entsteht.

---

४३ कायाकाशयोः संबन्धसंयमाल्लघुतूलसमापत्तेश्चाकाशगमनम्

III./43. - Durch die Meditation auf Körper und Raum entsteht die Vorstellung von der Leichtigkeit wie Watte. Das erlaubt die Astralreise.

Es gibt Augenblicke im Leben eines Menschen, in denen er auch ohne Yoga und Meditation spürt, wie sich der Geist vom Körper lösen möchte. Das bewusste Wahrnehmen des gesamten Körpers und die Vorstellung seiner Funktionen und der davon unabhängig erscheinenden Macht über den Geist weckt ein höheres Bewusstsein, sodass es möglich erscheint, den Körper verlassen zu können. Jedoch wird sich niemand darauf einlassen, da gleichzeitig die Angst entsteht, nicht mehr in den Körper zurückzufinden. Diese Übung ist daher nur etwas für geübte und stabile Menschen. Nach Patanjali erlaubt sie das Verlassen des physischen Körpers.

---

४४ बहिरकल्पिता वृत्तिर्महाविदेहा ततः प्रकाशावरणक्षयः

III./44. - Durch meditative Versenkung auf jenseitige Seinsdimensionen ist der Bewusstseinszustand nicht mehr an Form und Körper gebunden. Damit hebt sich der Schleier vor dem inneren Licht und löst sich auf.

Dadurch ist es dem Praktizierenden möglich, auch längere Zeit außerhalb des eigenen Körpers zu verweilen, ohne dass dieser stirbt. Es gibt Geschichten von Yogis, die über mehrere Jahre hinweg ihren Körper verlassen haben und dann wie tot dalagen, bis sie in den Körper zurückkehrten. Die Befreiung von Körper wird „jivanmukti“ genannt, die Befreiung ohne Körper „videhamukti“. Das Ego ist dann aufgelöst, nur noch das wahre Selbst leuchtet.

---

४५ स्थूलस्वरूपसूक्ष्मान्वयार्थवत्त्वसंयमाद्भूतजयः

III./45. - Durch die tiefe Versenkung auf die subtile, funktionale und verbundene Struktur aller Dinge folgt das Wissen über die Elemente.

Das beinhaltet auch die Kontrolle des Objekts, über das meditiert wird. Durch Konzentrations- und Atemübungen wird gleichzeitig eine Reinigungswirkung von Körper und Geist angestrebt, wobei die vorgestellten Elemente immer als Meditationsbasis dienen.

---

४६ ततो ऽणिमादिप्रादुर्भावः कायसंपद् तद्धर्मानभिघातश् च

III./46. - Daraus werden Fähigkeiten wach, den Körper zu verkleinern oder unverwundbar zu machen.

Gemeint ist hier zunächst die Vorstellung des Körpers im physikalischen Sinne. Er besteht aus kleinsten Atomen. Eine geringfügige Verschiebung von deren Anordnung könnte dazu führen, dass die Form eines Objekts sich verändert, z. B. winzig klein wird, eine kolossale Größe annimmt, sehr schwer oder schwerelos wird. Patanjali meint aber den Vers auch als Metapher.

Das Verständnis für die Beschaffenheit des Körpers gestattet, in einer Menge verschwinden zu können oder vor Publikum zu wahrer Größe heranzuwachsen. Es erlaubt ebenfalls, sich nicht als besser oder schlechter zu empfinden und auch mit kleinen Aufgaben zufrieden zu sein oder mit einem Leben, das unspektakulär verläuft. Mehr Gewicht erlangen wir, wenn wir mehr Verantwortung übernehmen.

---

४७ रूपलावण्यबलवज्रसंहननत्वानि कायसम्पत्

III. /47. - Die Vervollkommnung des Körpers besteht aus Schönheit, Anmut, Kraft und Widerstandsfähigkeit.

Natürlich liegt Schönheit auch immer im Auge des Betrachters. Bekannt ist jedoch, dass ein gelassener, zufriedener und freundlicher Mensch immer angenehm, sogar anmutig und schön auf andere wirkt, während traurige, wütende oder böswillige Menschen hässlich erscheinen. Schon ein Lächeln kann andere dazu bringen, ebenfalls zu lächeln.

Ein in sich gefestigter Mensch ist immer stark und sicher. Bestimmte Yogatechniken fördern die Selbstsicherheit und innerliche Stärke. So ist es möglich, gesund, jung und leistungsfähig zu sein. Das bezieht sich weniger auf das äußerliche Erscheinungsbild als auf die innere Einstellung.

---

४८ ग्रहणस्वरूपास्मितान्वयार्थवत्त्वसंयमाद् इन्द्रियजयः

III. /48. - Das Fokussieren des Bewusstseins auf den Wahrnehmungsvorgang, den ich-formenden Aspekt und die Verbindung zum Ego bewirkt das Beherrschen der Sinne.

Die Sinnesorgane werden nicht nur beherrscht, sondern können in ihrer Funktion auch verbessert werden. Das gestattet ein besseres Gehör, einen besseren Geruchssinn oder einen schärferen Blick. Die Meditation erfolgt hier auf die Kraft der Wahrnehmung. Auch das Ego spielt eine Rolle und wird bewusst betrachtet und enthüllt.

---

४९ ततो मनोजवित्वं विकरणभावः प्रधानजयश् च

III./49. - Das macht geistige Fertigkeit und Unabhängigkeit, ebenso die Beherrschung der Materie möglich.

Ist es möglich, die Sinne ganz zu kontrollieren, kann die Wahrnehmung direkt und unbeeinflusst erfolgen. Die Sinne arbeiten dann auch unabhängig vom Körper selbst oder benötigen nicht mehr das Einschalten des Verstands. Die Wahrnehmung kann selbst mit geschlossenen Augen stattfinden oder als ein intuitives Erfassen, was hinter einer Wand oder in einem anderen Raum passiert. Solche Dinge sind durch die reine Kontemplation möglich.

---

५० सत्त्वपुरुषान्यताख्यातिमात्रस्य सर्वभावाधिष्ठातृत्वं सर्वज्ञातृत्वं च

III./50. - Wer versteht, dass das Selbst auch in seiner reinen Form noch nicht das eigentliche Wesen der wahren Natur ist, meistert alle Lebensumstände und erlangt umfassende Weisheit.

Reinheit ist gleichbedeutend mit Spiritualität, Freude, Weisheit, Schönheit, Licht, Liebe und Ausgeglichenheit, entsprechend mit der Ebene des „sattva". Das Selbst wiederum ist geneigt, sich mit diesen positiven Eigenschaften zu identifizieren und diese als die wahre Natur anzunehmen. Das jedoch führt weiterhin zu einer Verhaftung von Körper und Sein, während hinter diesen Bindungen das wahre Bewusstsein liegt.

Der Zustand des „sattva" ist wechselhaft und unterliegt der Veränderung. Wer diesen mit der wahren Natur verwechselt, wird verwundert sein, wenn sich der Lebensstrom wieder verändert. Wer den Unterschied dagegen begreift, durchschaut die Bedingungen und ist auch im Gemüt immer gleichbleibend.

---

५१ तद्वैराग्याद् अपि दोषबीजक्षये कैवल्यम्

III./51. - Nur durch Nichtanhaftung wird der Keim der Unreinheit aufgelöst und wahre Befreiung erlangt.

Yoga ist natürlich auf das Ziel der Vervollkommnung und Erleuchtung ausgerichtet. Beide stellen jedoch zwei verschiedene Ebenen dar. Vervollkommnung meint die Kontrolle des Geistes, der Emotionen und der Sinne, das Überwinden des Ichs, die Reinheit von Körper und Geist und die Achtsamkeit gegenüber Mensch und Leben. Erleuchtung wiederum ist die wahre Verwirklichung, die mit dem Selbst nichts mehr zu tun hat. Hier wird die Trennung aufgelöst, der Schleier gelüftet und die wahre Natur erschlossen. Eine Identifikation mit dem Körper und das Anhaften an Welt und Sein sind dann vollständig überwunden.

---

५२ स्थान्युपनिमन्त्रणे सङ्गस्मयाकरणं पुनर् अनिष्टप्रसङ्गात्

III./52. - Auch Begegnungen mit Wesen der höchsten Stufe sollten nicht dazu verführen, erfreut oder stolz darauf zu sein, da damit auch wieder unerwünschte Neigungen wachgerufen werden.

Auf dieser Ebene wird der Yogi immer wieder verschiedenen Versuchungen ausgesetzt, da er durch das eigene Erlangen von Weisheit auch mit anderen in Kontakt tritt, die Erleuchtung erfahren haben. In der indischen Philosophie, im Hinduismus und im Buddhismus, ist häufig auch von der Einteilung der Seelen in Tier-, Mensch- und Götter-Gestalt die Rede, wobei diese immer noch Stufen zur wahren Erleuchtung darstellen und durch Karma in ihrer Gestalt bestimmt werden. Dass der Yogi in der Lage ist, Begegnungen dieser Art heraufzubeschwören oder ganz allgemein spirituelle Erfahrungen zu machen, sollte ihm dennoch nicht zu Kopf steigen. Dabei droht, dass das Ego wieder mehr Kraft gewinnt und die wahre Natur verschleiert wird.

---

५३ क्षणतत्क्रमयोः संयमाद् विवेकजं ज्ञानम्

III./53. - Durch Versenkung auf die Zeit und deren Momentabfolge entsteht Unterscheidungskraft und Wissen.

Unterschiede und Gegensätze werden im Zeitablauf sichtbar. So kann auch zwischen dem Vergänglichen und Ewigen, zwischen dem Wirklichen und Unwirklichen differenziert werden. Das wiederum erfordert die bewusste Wahrnehmung, auch von Zeit und Zeitabfolgen. Daraus sichtbar wird der Moment im Hier und Jetzt und das, was aus diesem Augenblick entstehen kann. Sich jeder Handlung und jedem Gedanken voll und ganz zu widmen, ist eine Übung, die auch zur inneren Gelassenheit beiträgt und durch die innere Ruhe mehr Tiefe gewinnt.

---

५४ जातिलक्षणदेशैर् अन्यतानवच्छेदात् तुल्ययोस् ततः प्रतिपत्तिः

III./54. - Dadurch lässt sich zwischen identischen Erfahrungen und Objekten differenzieren, jenseits von Form, Merkmal und Raum.

Zwei einander ähnelnde Dinge mögen gleich wirken oder den gleichen Sinn ergeben. Das bewusste Schauen gestattet jedoch die Unterscheidung beider anhand ihrer wahren Natur, unabhängig vom Wesen, den Merkmalen oder dem Zusammenhang.

---

५५ तारकं सर्वविषयं सर्वथाविषयम् अक्रमं चेति विवेकजं ज्ञानम्

III./55. - Die klare Unterscheidungskraft führt zu einer überschreitenden Erkenntnis der erfahrbaren Welt und transzendiert Objekte und Sphären vollständig.

Durch das Leben im Hier und Jetzt und eine klare und aufgeschlossene Wahrnehmung mit dem Trainieren der Unterscheidungskraft, ist es möglich, alles gleichzeitig zu erfassen und die Trennung bzw. die Unterschiede aufzulösen. Das betrifft besonders das Selbst und die Außenwelt, die so zu einer Form transzendieren und als gleich und verbunden empfunden werden. Die Vergangenheit, die Gegenwart und die Zukunft können dann gleichzeitig wahrgenommen werden und heben sich ebenso auf, da nur das Jetzt real ist.

---

५६ सत्त्वपुरुषयोः शुद्धिसाम्ये कैवल्यम्

III./56. - Herrscht die gleiche Reinheit zwischen weltlichem und wahrem Selbst, kommt es zur Befreiung.

Ist die wahre Natur erkannt und besteht keine Trennung mehr zwischen Selbst und Außen oder zwischen Geist und Bewusstsein, tritt die Erleuchtung ein. Die bindende Natur verschwindet, der Mensch ist befreit. Er ruht inmitten des Lebens in der Unendlichkeit. Für alle anderen bleibt die Welt so bestehen, wie sie ist.

Mit diesem Vers endet das dritte Kapitel und geht nahtlos in das vierte und letzte über.

6.4

Kapitel IV – Kaivalya Pada

Das vierte Kapitel bildet den Abschluss von Patanjalis Unterweisung im Yoga und ist auch nicht mehr so streng strukturiert. Teilweise wird noch einmal zusammengefasst und wiederholt, was bereits gesagt wurde. Hier werden die Befreiung und die Veränderung des befreiten Menschen durch Yoga angesprochen. Das Tun hat keinen Selbstzweck mehr und ist immer ohne Absicht, ohne Erwartung und ohne emotionale Bindung. Der Mensch ist frei von seinen Trieben, beherrscht den Geist und übt sich darin, nicht in gewohnte Handlungsmuster zurückzufallen. So erlangt er Gleichmut und Vollkommenheit, ohne in Gefahr zu geraten, rückfällig zu werden.

१ जन्मौषधिमन्त्रतपःसमाधिजाः सिद्धयः

IV./1. - Übernatürliche Kräfte können von Geburt an vorhanden sein oder durch Drogeneinnahme, durch Rezitation von Mantren, durch Askese und meditative Versenkung erlangt werden.

Hier wiederholt Patanjali bereits Gesagtes und verweist noch einmal darauf, dass eine außergewöhnliche Wahrnehmung nicht nur durch den spirituellen Weg und Fortschritt erlangt werden kann, sondern manche Menschen auch von Natur aus mit diesen Gaben beschenkt sind, ohne jedoch tatsächlich erleuchtet zu sein. Ebenso lassen sich bestimmte höhere Ebenen durch Rauscheinwirkung und Bewusstseinserweiterung erreichen. Das Rezitieren eines Mantras erzeugt einen gleichbleibenden Klang und tiefen Ton, der sich kräfteweckend auswirken kann. Auch die Versenkung und Askese unterstützen die Entwicklung solcher Kräfte.

२ जात्यन्तरपरिणामः प्रकृत्यापूरात्

IV./2. - Die Natur bietet Überfluss. Die Wandlung der Formen ist Wirkung und Ausdruck dieses Überflusses.

Wer begriffen hat, dass im Leben, in der Welt und in der Natur alles im Überfluss für jeden vorhanden ist, fühlt sich innerlich reich und benötigt nicht das Anhäufen von Besitz und Eigentum, da allen sowieso alles gehört. Selbst wenn der moderne Mensch alles reglementieren möchte, sogar Kosten für Strom, Wasser und Energie berechnet, bleibt die Natur in ihren Gaben unendlich.

Deutlich wird die Überfülle gerade durch die den Naturgesetzen unterliegenden Formen und Wandlungen. Auch wenn sich etwas verändert, bleibt es gleichzeitig erhalten. Alles ist vielgestaltig und wechselhaft. Dennoch bleibt die Energie immer gleich und kann nicht verloren gehen.

३ निमित्तमप्रयोजकं प्रकृतीनां वरणभेदस्तु ततः क्षेत्रिकवत्

IV./3. - Jedes Menschenschicksal und jede Handlung hat keinen Einfluss auf die Naturvorgänge, sondern bestimmt alleine die Auswahl und Lenkung der Möglichkeiten, wie ein Bauer das Wachstum auf seinem Acker beeinflusst.

Das bedeutet, dass positive und negative Handlungen der Menschen zwar Wirkung auf ihn selbst, auf seine Umgebung und sein Karma haben, das Weltgeschehen und die Natur dahinter davon jedoch unberührt bleiben.

Patanjali wählt das Bild des Bauern, der auf Wind und Wetter zwar keinen Einfluss hat, jedoch das Wachstum seiner Pflanzen verbessern kann, indem er sie z. B. bewässert oder düngt. Ähnlich ist es auch mit dem, was uns geschieht. Nicht alles, was die spirituelle Erfahrung beinhaltet, ist durch eigene Anstrengung erlangt. Auch können wir keinen bewussten Einfluss auf die Weltvorgänge haben. Es gilt immer nur, das eigene Selbst zu verwirklichen, um so in der Welt wirken zu können.

---

४ निर्माणचित्तान्यस्मितामात्रात्

IV./4. - Das Ich-Bewusstsein ist in jedem Individuum fest verankert und bestimmt das Wandelbare im Gemüt.

Solange der Mensch sich mit seinem Körper und Geist identifiziert und sich als Individuum wahrnimmt, ist er von Gemütsbewegungen gelenkt und fühlt sich als Einzelperson getrennt von allem. Dieser Zustand ist durch die moderne Welt geprägt und wird gerade im Westen gefördert. Daher versuchen viele Menschen, Besitz anzuhäufen, sich über das, was sie sind, was sie haben und leisten, zu definieren.

Dieses ehrgeizige Streben verursacht jedoch immer Leid, da nichts beständig ist und das Ich oder Ego lediglich eine Maske bleiben. Wird die Persönlichkeit darüber definiert, was man ist oder hat, kann sie sich mit dem Wechsel der Umstände ebenso verändern. Wenn das Ich sich als einzelnes Wesen inmitten einer von ihm getrennten Welt empfindet, ist es den Bedingungen immer unterworfen und hat selbst keine Beständigkeit.

---

५ प्रवृत्तिभेदे प्रयोजकं चित्तमेकमनेकेषाम्

IV./5. - Alle Erscheinungsformen sind vielseitig und werden doch nur durch das Eine gelenkt.

Alle Ausdrucks- und Erscheinungsformen wirken verschieden und individuell, sind in ihrer Ursprungsquelle jedoch immer Teil des kosmischen Bewusstseins. Das heißt jedoch nicht, dass alles gleich wie eine homogene Masse ist.

Jedes aus dem Ganzen abgeleitete Bewusstsein und Selbst hat dennoch einen einzigartigen Bestand und Ausdruck. Das macht die vielfältige Persönlichkeit aus, geprägt durch ihre Fähigkeiten und ihr Karma. Das gestattet die Rückkehr zum absoluten Bewusstsein für alle. Der Unterschied liegt lediglich darin, dass die Aufhebung dieser Begrenzung begriffen und das wahre Selbst als Teil des Bewusstseins erkannt wird oder der Mensch mit seiner Ego-Maske lebt und von diesem inneren Kosmos keine Ahnung hat. Es macht einen Unterschied, ob die Trennung besteht oder aufgelöst werden kann.

---

६ तत्र ध्यानजमनाशयम्

IV./6. - Daher ist es möglich, durch Meditation im Jetzt das Bewusstsein zu schulen und frühere Handlungen auszugleichen und künftiges Leid zu vermeiden.

Das Karma wird durch unsere Gedanken, Worte und Taten und damit durch den Antrieb unserer Handlungsweise geformt und ist im Grunde ein einfaches Ursache-Wirkungs-Prinzip aus Aktion und Reaktion. Gleichzeitig beeinflussen die Energien vorheriger Leben das Karma mit und im Jetzt bestimmen wir das zukünftige.

Auch die Auffassungsgabe und die Leichtigkeit einer Umsetzung der Yogalehre hängen vom Grad unserer spirituellen Bewusstseinsebene ab, die durch Karma geprägt ist. Die emotionale, psychisch-geistige und die spirituelle Ebene sind immer miteinander verbunden und ergeben im Ganzen das kosmische Bewusstsein.

Wer entsprechend negatives Karma hat, kann die Schicksalseinflüsse durch Kontemplation bereinigen, wenn die Ebene des Karmas erlaubt, sich mental darauf einzulassen. Wer sein Leben bewusst -darauf -ausrichtet, achtsam zu sein, durch Mitgefühl und Liebe zu handeln und sich selbst beständig zu schulen, verbessert das Karma und erlangt reinere Formen des Glücks und der Zufriedenheit. Gleichzeitig werden die Verständnisebenen geöffnet, die den Weg zur Erleuchtung vereinfachen.

७ कर्माशुक्लाकृष्णं योगिनस्त्रिविधमितरेषाम्

IV./7. - Für den Yogi ist Karma gleichbleibend, weder durch Verdienst noch Schuld beeinträchtigt. Fur alle anderen bestimmt es sich aus der Handlung und ist dreierlei im Verdienst, in der Schuld oder in einer Mischung aus beidem.

Der Yogameister handelt im Grunde nicht mehr, sondern nimmt alles, was kommt, als Erfahrung, Reifung oder einfache Aufgabe. Daher ist es für ihn weder Vergnügen noch Lästigkeit, weder Schmerz noch Ausgleich, weder schwarz noch weiß. Er muss weder Schuld ausgleichen noch Verdienst ansammeln.

Für alle anderen ist das Karma das Gesetz aus Ursache und Wirkung. So kann ein heutiges Vergnügen am nächsten Tag Leiden nach sich ziehen oder ein jetziger Schmerz die Quelle für unermessliche Freude sein. Der Yogi dagegen sieht ohne Urteil auf die Welt und Menschen. Es gibt weder Schönes noch Hässliches, weder Angenehmes noch Unangenehmes. Alles ist, wie es ist. Und alles ist gleich richtig.

---

८ ततस्तद्विपाकानुगुणानामेवाभिव्यक्तिर्वासनानाम्

IV./8. – Aus den Handlungen und Eindrücken formen sich die subtilen Wünsche.

Die durch Karma bestimmten Handlungen erzeugen Wünsche in uns, die sich verwirklichen. Daher heißt es nicht umsonst: „Pass auf, was du dir wünscht, es könnte in Erfüllung gehen.“. Gerade auf ein bestimmtes Ziel ausgerichtete Wünsche können sich als ungünstig und negativ für das eigene Leben herausstellen, während sie dennoch in Erfüllung gehen. Den Wunsch subtiler und offener zu formulieren, genügt dabei nicht.

Am besten ist es für alles Karma und Sein, wunschlos zu sein und alles, was vorhanden ist, hinzunehmen und als richtig zu begreifen. Das ist ähnlich, wie die Stoiker auf die Welt geblickt haben. Der Wunsch dagegen ist immer eine Aktion und zieht daher auch immer eine Reaktion nach sich. Diese kann nicht immer so stattfinden, wie wir es uns erhofft haben. Viele wissen auch gar nicht, was sie überhaupt vom Leben wollen. Ein Vertrauen in ein höheres Prinzip erlaubt die Übergabe und das Eintauchen des Selbst in den natürlichen Ablauf der Dinge.

---

९ जातिदेशकालव्यवहितानामप्यानन्तर्यं स्मृतिस स्कारयोरेकरूपत्वात्

IV./9. - Aufgrund der Verbundenheit mit dem höheren Bewusstsein haben auch unbewusste Eindrücke und Erinnerungen in ihrer Aufeinanderfolge von Wunsch und Karma Auswirkungen auf den Zusammenhang der Ereignisse, selbst wenn die Aktion zu einer anderen Zeit oder an einem anderen Ort stattfand.

Alles, was wir tun, können wir zwar beeinflussen, jedoch ist vieles auch unbewusste Aktion oder durch ein vorheriges Leben geprägt, worauf kein direkter Einfluss möglich ist. Jeder Wunsch und Eindruck als Aktion zieht eine Folge an Reaktionen nach sich. Das alles ist nicht von der Zeit oder von einem bestimmten Ort abhängig, sondern wirkt übergreifend.

So kann der Wunsch aus Kindheitstagen seine Erfüllung erst im Alter finden. Oder eine schlechte Handlung wirkt sich nicht direkt negativ auf uns aus, sondern erst in zwanzig Jahren, ohne dass das Ereignis sich ähnelt. Die Ursache für ein eintretendes Ereignis kann auch im vorherigen Leben begründet liegen. Entscheidend ist, dass alles auf uns zurückkommt, nicht in gleicher Form, sondern als Wirkung der Ursache.

---

१० तासामनादित्वं चाशिषो नित्यत्वात्

IV. /10. - Unbewusste Wünsche haben keinen Anfang, wie auch der Wunsch zu leben ewig ist.

Vieles wird in Begrenzungen gesehen, wobei häufig alleine die Vorstellung nicht über das, was wir kennen, hinausreicht. Doch einen Anfang und ein Ende gibt es nicht, selbst wenn es den Anschein hat. Alles schreitet fort, verändert sich höchstens oder wechselt die Gestalt.

Das beinhaltet der Übergang von Leben und Tod, die Ewigkeit der Traumwelt, die Welt als Illusion, die sich auflöst, ohne zu enden. Nichts hat einen Anfang, so auch nicht die Wünsche, die weiter wirken.

Die Welt kann keinen Anfang haben, da durch Erleuchtung erkannt wird, dass es sie nicht wirklich gibt. Durch Selbstverwirklichung erlangt man Befreiung. Das kann als Zwischenzustand im „jivanmukta" sein, indem die Welt noch wahrgenommen wird, wie sie ist, mit dem gleichzeitigen Wissen, ein höheres Bewusstsein zu sein, oder durch „videhamukti" als die Befreiung ohne Körper und Gefäß.

---

११ हेतुफलाश्रयालम्बनैः संगृहीतत्वादेषामभावे तदभावः

IV. /11. - Da Wünsche auf Ursache und Wirkung basieren und Leiden verursachen, verschwindet mit der Erkenntnis auch das Bedürfnis danach.

Häufig sind Wünsche so ausgeprägt, dass sie sich dann erfüllen, wenn wir nicht mehr daran denken oder, wenn wir das, was wir uns so sehnlich gewünscht haben, nicht mehr benötigen. Dann tritt die Wunschwirkung dennoch ein und passt nicht mehr in die bereits veränderten Lebensbedingungen. Der Wunsch kehrt sich ins Gegenteil.

Wer das erkannt hat, sieht mehr und mehr davon ab, Wünsche achtlos auszustoßen. Wenn das Verhalten sich wandelt und das Hier und Jetzt immer so akzeptiert wird, wie es ist, nimmt auch die Gewohnheit ab, sich etwas wünschen zu wollen. Alles, was wir haben, genügt uns. Alles, was wir brauchen, haben wir längst. Wer nichts wünscht, hat alles. Der Geist ist nicht mehr auf etwas Bestimmtes ausgerichtet, sondern offen für alle Möglichkeiten.

An einen Wunsch dagegen klammern wir uns und sind nicht in der Lage, loszulassen. Wir schaffen uns durch unsere Wünsche eigene Fesseln und blockieren alles, was für uns vielleicht viel besser wäre und im natürlichen Fluss des Lebens eintreten würde. Wunschlosigkeit bedeutet entsprechend Freiheit und Unabhängigkeit und setzt tiefes Vertrauen in die Dinge und das Leben voraus.

---

१२ अतीतानागतं स्वरूपतोऽस्त्यध्वभेदाद्धर्माणाम्

IV./12. - Das Gewesene und Künftige existieren in ihrer eigenen Form, genauso wie Vergangenheit und Zukunft nur der Weg der verschiedenen Seinsformen sind.

Dadurch, dass das Individuum im Leben verschiedene Entwicklungsstufen durchmacht, erscheint die Welt getrennt von ihm und in ihrer ganzen Vielfalt. Natürlich existiert die Welt auch ohne unsere Anwesenheit. Mit unserem fehlenden Bewusstsein erlöscht sie jedoch gleichermaßen.

Da das höhere Bewusstsein jedoch ewig ist, bleibt auch die Welt erhalten, ohne aufzuhören, eine Illusion zu sein. Das, was wir als Zeit und Raum empfinden, ist nur das für unseren Verstand messbare Sein im Prozess der Wandlung. Das absolute Bewusstsein dagegen ist gleichbleibend, ewig und frei von Zeit und Raum.

Während der Mensch sein Leben durch Wille und Vorstellung lenkt und sich selbst in den Mittelpunkt stellt, bleiben diese Aktionen auf einer höheren Ebene unbedeutend. Alles geschieht daher immer so, wie es geschehen soll. Hier hebt sich der Widerspruch zwischen dem freien Willen und dem Schicksal auf. Der freie Wille ist nur auf das Leben selbst ausgerichtet und hat mit der höheren Materie nichts zu tun. Auch ein Schicksal ist dort unwichtig, da dort nichts geschieht und alles gleich richtig ist.

---

१३ ते व्यक्तसूक्ष्मा गुणात्मानः

IV./13. - Es gibt drei Wirkungsformen, die die Wesensformen bestimmen, sowohl die manifestierten als auch die verborgenen.

Die drei Wirkungsformen werden im Sanskrit „guna" genannt und bestehen aus „sattva" für die Reinheit und Freude, aus „rajas" für die Unruhe und Bewegung und aus „tamas" für die Trägheit. Yoga ist, nach Patanjali, daher so ausgerichtet, das eigene Selbst auf das „sattva" auszurichten und auch dieses danach zu transzendieren.

---

१४ परिणामैकत्वाद्वस्तुतत्त्वम्

IV./14. - So entstehen Objekte in ihrer Eigenart, die sich wiederum aus ihrer Veränderung prägt.

Jedes Objekt besteht aus einer Mischung aller drei Wirkungsformen. Selbst die Atome haben träge, rege und unruhige Eigenschaften. Die daraus resultierende typische Eigenart bestimmt das Objekt in Form, Anordnung und Verhalten. So ist die Bewegung der Elektronen, Protonen und Neutronen dafür verantwortlich, welches chemische Element gebildet wird, z. B. Gold oder Zink. Das lässt sich auch auf subtileren Ebenen weiterführen, z. B. in der Zusammensetzung der Gedanken, die das Wesen ausmachen. Alles bleibt jedoch gleicher Nährstoff aus der Ursprungsquelle, die sich lediglich manifestiert und durch ein Mischverhältnis geprägt ist.

---

१५ वस्तुसाम्ये चित्तभेदात्तयोर्विविक्तः पन्थाः

IV./15. - Selbst bei einem identischen Objekt nimmt jeder etwas Anderes wahr. Das zeigt, dass Welt und Vorstellung verschiedene Sichtweisen sind.

Das ist nicht nur bei dem Blick verschiedener Menschen auf einen Gegenstand der Fall, sondern auch in der Veränderung der Emotionen durch einen Menschen, der ein Objekt betrachtet. Die Wahrnehmung ist durch Gemütszustände und Emotionen geleitet.

Ein Waldgebiet kann einladend oder auch bedrohlich wirken. Bei der Betrachtung eines Objekts durch zwei Menschen entstehen immer unterschiedliche Eindrücke, da nach Geschmack, Gewohnheit und eigenen Erfahrungswerten beurteilt wird. So kann ein Holztisch hübsch oder hässlich sein. Der eine empfindet die Farbe als angenehm, der andere fühlt sich durch die Materialien abgestoßen. Patanjali verweist mit diesem Vers auf die Gefahr des Urteilens, aus dem auch das Vorurteil entsteht.

---

१६ न चैकचित्ततन्त्रं चेद्वस्तु तदप्रमाणकं तदा किं स्यात्

IV./16 - Kein Objekt ist an das Urteil durch den Verstand gebunden. Denn was geschieht, wenn es gar nicht erst erkannt wird?

Gegenüber anderen Philosophiekonzepten, die erklären, dass Objekte nur existieren, weil sie wahrgenommen werden und aufhören zu existieren, wenn niemand an sie denkt, sagt Patanjali hier dagegen ganz klar, dass jedes Objekt unabhängig von der Wahrnehmung vorhanden ist, auch im Bereich der Gedanken und Ereignisse. Es bringt entsprechend nichts, die Dinge, die wir nicht sehen wollen, zu leugnen.

---

१६ तदुपरागापेक्षित्वाच्चित्तस्य वस्तु ज्ञाताज्ञातम्

IV./17. - Ein Objekt wird vom Verstand in dem Maße erkannt, wie es von diesem gefärbt wird.

Das bedeutet nichts anderes, als dass jedes Wahrgenommene die Form erhält, die ihm der Verstand zugesteht, für diesen nicht existiert, wenn er es nicht kennt, und bekannt ist, wenn bereits Erfahrungen mit dem Objekt gemacht wurden.

Hier kann wieder das Bild des Kristalls vor Augen geführt werden, durch den alles in dessen Licht und Farbe schimmert und gleichzeitig reflektiert wird als das, was es ist. Der Geist ist nur dann in der Lage, ein Objekt zu erkennen, wenn er von diesem gefärbt wird. Das gestattet bei der Wiederbegegnung die Assoziation und Erinnerung. Und genau das macht es so schwer, den wahren Inhalt oder Kern des Objekts zu erfassen.

---

१७ सदाज्ञाताश्चित्तवृत्तयस्तत्प्रभोः पुरुषस्यापरिणामित्वात्

IV./18. - Das wahre Selbst ist frei von Veränderungen und erkennt jedes Objekt unmittelbar und sofort.

Hier fehlt der Schleier der Illusion oder die vorgeprägte Farbgebung des Kristalls, die eine Sicht verzerren oder beeinflussen können. Das wahre Selbst und Bewusstsein sieht immer direkt und frei von Ablenkungen und Veränderungen. Es erfasst auch jeden Wandel im selben Augenblick, ohne das Objekt als ein anderes zu verwechseln. Das Bewusstsein ist immer gleich und nicht durch Trägheit, Unruhe oder Freude irritiert, die dagegen bei uns dafür sorgen, dass wir die Dinge verschieden oder gar nicht wahrnehmen.

---

१८ न तत्स्वाभासं दृश्यत्वात्

IV./19. - Weil das Bewusstsein wahrnimmt, ist es nicht die Quelle der Wahrnehmungskraft.

Das liegt daran, weil das Bewusstsein immer wahrnimmt und gleichzeitig nichts im Speziellen erkennt. Es weiß um alles und spiegelt alles, ähnlich wie der Mond, der nur sichtbar wird, wenn sich die Sonne in ihm spiegelt. Das Bewusstsein hat keine eigene Form und Farbe, kann daher auch nicht aktiv agieren oder die Quelle der Wahrnehmung sein. Es nimmt immer jeweils die Farbe dessen an, was es betrachtet. Auf den Menschen bezogen, ist das bewusste Wahrnehmen dann durch keine Emotion getrübt, sondern erfolgt immer direkt und ohne Urteil.

---

१९ एकसमये चोभयानवधारणम्

IV./20. - Auch kann der Geist nicht Bestandteil der eigenen Wahrnehmung sein.

Diese Voraussetzung wird durch Yoga besonders gelebt, um das Anhaften und die Vorstellung eines Egos zu überwinden. Während der Kontemplation kann sich der Praktizierende ausführlich mit der Art seiner Wahrnehmung auseinandersetzen. Wenn er auf eine Landschaft blickt, ist niemand mehr da, der schaut. Auch das eigene Auge ist nicht zu sehen. Es besteht keine Trennung mehr, vielmehr wird das, was wahrgenommen wird, zum einzigen Objekt. Der Betrachter verschmilzt sozusagen mit dem Gesehenen und bildet mit diesem für den Moment der Wahrnehmung eine Einheit.

Auch kann der bewusste Geist immer nur eine Sache nach der anderen erfassen. Das kann auch in einer sehr schnellen Abfolge sein. Alle nebensächlichen Bedingungen werden vom Unterbewusstsein verarbeitet. Bei der Meditation ist es daher wichtig, sich auf eine Sache zu konzentrieren und nicht mehrere Dinge gleichzeitig zu denken, da dann die Gefahr droht, in Gedanken abzuschweifen. Auch das Bewusstsein kann nie gleichzeitig die Welt und sich selbst wahrnehmen.

२१ चित्तान्तरदृश्ये बुद्धिबुद्धेरतिप्रसङ्गः स्मृतिसंकरश्च

IV./21. - Wäre es möglich, dass der Geist einen anderen wahrnimmt, müsste die Erkenntnis des Erkennens folgen und dann die Erkenntnis dieser Erkenntnis. Das überfordert und verwirrt das Gedächtnis.

Oder anders ausgedrückt, würde das Aufeinandertreffen von zwei gleichen Geistesebenen in der gleichzeitigen Wahrnehmung ihrer selbst bewirken, dass es eine Wahrnehmung der Wahrnehmung gebe. Gedeutet werden könnte diese etwas verwirrende Aussage in dem Aspekt, dass es völlig unnötig ist, sich darum zu bemühen, besser als andere sein zu müssen, selbst in der Yogaerfahrung. Alles beruht auf dem gleichen Bewusstsein und ist daher weder besser noch schlechter. Gespiegelt und aufeinander reflektiert hebt sich das Ganze auf und erhält keine besondere Form.

---

२२ चितेरप्रतिसंक्रमायास्तदाकारापत्तौ स्वबुद्धिसंवेदनम्

IV./22. - Das wahre Bewusstsein ist zum Wandelbaren des Geistes nie flüchtig. Das ermöglicht das vollkommene Wissen und die Selbsterkenntnis.

Auch für denjenigen, der Yoga praktiziert, bedeutet das, Selbsterkenntnis erlangen zu können, wenn er aufhört, den Veränderungen seines Geistes nachzugeben und ihn in den Zustand der Ruhe zu versetzen. Ein stiller Geist ermöglicht das Wissen über die wahre Natur.

---

२३ द्रष्टृदृश्योपरक्तं चित्तं सर्वार्थम्

IV./23. - Das Wandelbare des Geistes ist dazu da, dem Betrachter die Nähe zum betrachtenden Objekt zu ermöglichen.

Sowohl der wahrnehmende Geist als auch das, was wahrgenommen wird, erreicht ein umfassendes Bild in der Kontemplation, das auf höherer Ebene wieder aufgelöst werden kann. Dafür ist jedoch der menschliche Geist geschaffen, dass er erst über die gefärbte Wahrnehmung zur klaren Einsicht gelangt. Durch den Geist und die höhere Bewusstseinsebene kann die ganze Schöpfung erfasst werden.

---

२४ तदसंख्येयवासनाभिश्चित्रमपि परार्थं संहत्यकारित्वात्

IV./24. - Die umfassende Form der Wahrnehmung ist durch Wünsche verzerrt, hat aber immer den tieferen Sinn, das wahre Selbst zu erkennen.

Das Bewusstsein bedient sich des Geistes entsprechend als Werkzeug und gestattet so dem Praktizierenden, sich selbst zu erforschen und nach und nach zu erkennen. Dieser Weg ist wichtig für den Prozess selbst. Der Geist ist der Diener des wahren Selbst, wie auch das Ego die Maske dessen ist. Beide müssen durch Selbsterkenntnis aufgelöst werden, um Befreiung zu erlangen. Hier bestimmt der Weg das Ziel, wie es bereits bei Konfuzius anklingt.

---

२५ विशेषदर्शिन आत्मभावभावनानिवृत्तिः

IV. /25. - Im Erkennen des Unterschieds zwischen Geist und Selbst, ist die weltliche Bindung überwunden.

Das beinhaltet auch, dass der Wunsch nach Selbstverwirklichung verschwindet. Erkennt der Mensch, dass sein wahres Selbst nicht das ist, was ihm die Maske seiner Emotionen und Vorstellungen aufdrängt, begreift er, dass die wahre Natur immer schon da war und unter allem liegt.

Das heißt nicht, dass die Emotionen einfach verschwinden. Es bedingt nur, dass wir uns nicht mehr mit ihnen identifizieren oder sie als Belastung empfinden, denn das wahre Selbst hat mit diesen Eindrücken und Vorgängen nichts zu tun. Die Schau auf das Selbst ist durch die Ruhe der Gedanken möglich. Die Selbstverwirklichung geschieht dann vollständig und direkt, ohne den Wunsch danach haben zu müssen.

---

२६ तदा विवेकनिम्नं कैवल्यप्राग्भारं चित्तम्

IV. /26. - Wird die Unterscheidungskraft reflektiert, ist der Weg zur Befreiung geebnet.

Die Unterschiede in der Wahrnehmung sind das, was uns an das Gesehene bindet und unsere Ansicht gestaltet. Wird erkannt, dass eine Anhaftung stattfindet, kann ebenso begriffen werden, dass Befreiung überhaupt möglich ist. Da das Selbst etwas Anderes als unser Ego oder Geist ist, gilt es, sich von den Voraussetzungen und Mustern der Geistreflexion langsam zu lösen. Durch Unterscheidungskraft werden wir zunächst im Geist gestärkt, um diese dann aufzuheben und das Streben nach Befreiung anzugehen.

---

२७ तच्छिद्रेषु प्रत्ययान्तराणि संस्कारेभ्यः

IV./27. - Alle weiteren Gedanken durch Unterscheidungskraft entspringen früheren Neigungen.

Mit diesen Rückschlägen kämpfen viele Praktizierende. Sie erreichen eine höhere Bewusstseinsstufe und Einsicht, glauben die wahre Natur erkannt zu haben und werden dann mit gewöhnlichen Gefühlsschwankungen konfrontiert.

Yoga ist daher auch immer wieder neue Übung, da zwar Erkenntnis jederzeit möglich ist, die Verhaltensmuster und Gewohnheiten jedoch eine ebenso große Macht haben und z. B. in schwierigen Situationen auch das Selbst stark erschüttern können. Das Problem bildet dabei immer die Identifikation mit dem, was wir als das Selbst begreifen möchten. Auch das Karma spielt hier wieder eine Rolle und kann den Weg zur Erleuchtung deutlich verlangsamen.

---

२८ हानमेषां क्लेशवदुक्तम्

IV./28. - Deren Beseitigung und Auflösung gleicht der Leidursachenbehebung, die zuvor beschrieben wurde.

Das waren die „kleshas“, die Ursachen des Leidens, die Patanjali in Unwissenheit, Identifizierung mit dem Ego, Zuneigung, Abneigung und Angst vor dem Tod eingeteilt hat und die durch Selbsterkenntnis und Kontemplation aufgelöst werden können. Auch Vorgeprägtes und Unvermutetes kann immer neu aus dem Unterbewusstsein hervorbrechen, selbst wenn der Geist in seinen Gedankenwellen beherrscht wird.

---

२९ प्रसंख्यानेऽप्यकुसीदस्य सर्वथा विवेकख्यातेर्धर्ममेघः समाधिः

IV./29. - Wer auch diesen höheren Zustand überwindet, erreicht durch Wunschlosigkeit und Unterscheidungskraft das endgültige Einssein nach den Gesetzen der Ordnung.

Genannt wird die Erkenntnis „dharma-megha-samadhi" und beinhaltet am Ende selbst die Aufgabe des Wunsches nach Befreiung. Die Erleuchtung geschieht dann unmittelbar und auf einen Schlag.

Das Mittel zur Befreiung ist aber zunächst immer der Wunsch nach der Befreiung, der überhaupt durch Erkenntnis geweckt werden muss. Erst am Ende ist dieser Wunsch das letzte Hindernis und muss überwunden werden. Als Bild kann eine Leiter dienen, mithilfe derer ein Dach erreicht werden kann. Um endgültig auf das Dach zu gelangen, muss die Leiter verlassen werden. Sie war lediglich das Mittel zum Zweck. Der Schritt auf das Dach ist die Überwindung, die Sicherheit der Leiter zu verlassen. Gleiches geschieht mit dem Wunsch nach Erleuchtung, der für die Erleuchtung aufgegeben werden muss.

---

३० ततः क्लेशकर्मनिवृत्तिः

IV./30. - Dann enden Leiden und Karma.

Mit der Befreiung enden die anhaftenden Bedingungen und die Ursache und Wirkung des Karmas. Alle Bürden, die auf dem spirituellen Weg, notwendig waren, werden abgelegt.

---

३१ तदा सर्वावरणमलापेतस्य ज्ञानस्यानन्त्याज्ज्ञेयम् अल्पम्

IV./31. - Dann fällt der Schleier und alle Unreinheiten lösen sich auf. Mit der wahren Erkenntnis zeigt sich, wie unbedeutend das Erfahrbare des Geistes war.

Auch das wird ersichtlich, wie unbedeutend alles hochgeschätzte Wissen war. Erkannt wird, dass alles, was vorher wichtig war, nichts bedeutet im Vergleich zur wahren Natur und Erkenntnis.

---

३२ ततः कृतार्थानां परिणामक्रमसमाप्तिर्गुणानाम्

IV./32. - Alles Wandelbare von Karma und Materie endet und die Ur-Wirkformen haben ihren Zweck erfüllt.

Es gibt weder Freude noch Unruhe noch Trägheit, weder Leiden noch Anhaftung. Alle Wirkungsformen des Daseins verschwinden, die Selbstverwirklichung ist wie der Eingang in das große Bewusstsein und erkennt im selben Moment alles.

---

३३ क्षणप्रतियोगी परिणामापरान्तनिर्ग्राह्यः क्रमः

IV./33. - Endet der ständige Wechsel der Augenblicke, wird die Aufeinanderfolge erst sichtbar.

Im Grunde existiert, laut Patanjali, schon immer alles, sodass die Macht des freien Willens ebenso eine Illusion ist wie die Welt selbst. Das Leben ist eine Aneinanderreihung von Augenblicken, die einen tieferen Zusammenhang bilden. Mit der Erleuchtung durchschreitet der Befreite diese Abfolge mit einem Schritt, in der Erkenntnis, dass alles schon immer vorhanden war.

---

३४ पुरुषार्थशून्यानां गुणानां प्रतिप्रसवः कैवल्यं स्वरूपप्रतिष्ठा वा चितिशक्तिरिति

IV./34. - Durch Befreiung erfüllt sich das wahre Selbst und die Materie ist überwunden. Die Ur-Wirkformen strömen zurück und die Alleinheit ist erreicht. Das Selbst ruht in seinem eigenen Wesen. Ende.

Dieser Zustand wird „sat chit ananda" genannt und drückt das höchste Absolute aus. Alles ist befreit, nichts ist mehr zu tun. Es gibt kein Leid, keinen Schmerz, keine Freude, keine Aufgaben, keine Übung und kein Yoga mehr. Es gibt nur noch das wahre Bewusstsein, das wirkliche und reine Selbst in vollkommener Glückseligkeit.

7.

Das Yogasutra im modernen Alltag

Nach dem Lesen des Yogasutras dürfte jeder die tiefe Bedeutung des Werkes erfassen und vielleicht auch die eigene Veränderung im Geist spüren. Etwas hat sich geöffnet, hat neue Sichtweisen offenbart und vor allen Dingen einen Weg aufgezeigt, um sich bereits im Hier und Jetzt in der Yogapraxis zu üben, um Zufriedenheit zu erlangen und selbst weniger durch die Schwankungen des Lebens und der Gefühle irritiert zu werden.

Nicht immer sind die spirituell ausgerichteten Hinweise klar verständlich und erfordern daher auch unbedingt die Offenheit der Gedanken, gerade wenn es, wie im dritten und vierten Kapitel, um übernatürliche Kräfte, höhere Ebenen oder die Auflösung aller vorhandenen Bedingungen und Wünsche geht. Modernes Yoga baut zwar auf diesem Werk auf, kann aber durch den Wandel der Zeit die spirituellen Ebenen nicht immer berücksichtigen. Trotzdem ermöglicht Yoga in seiner vielseitigen Ausrichtung die tiefe Auseinandersetzung mit sich selbst, gerade auch durch die Yogapraxis, die Patanjali vorschlägt. Was daraus gegriffen wird, bleibt dann jedem selbst überlassen.

Allgemein ist Yoga heutzutage für jeden Menschen ein Begriff und wird auch von vielen praktiziert. Ein großes Angebot an Kursen und Yogaschulen gestattet dabei das Ausprobieren mehrerer Yogarichtungen, um herauszufinden, welche für die eigenen Ansprüche geeignet ist. Die große Auswahl ermöglicht, dass für jeden Charakter und Typ etwas dabei ist, um sich selbst durch Yoga zu entdecken. Dabei ist auch ein ganzheitliches Yoga möglich, das mehrere Richtungen kombiniert, weder den Körper noch die geistige oder spirituelle Ausrichtung in den Vordergrund stellt, während andere Formen des Yogas gezieltere Ansätze aufweisen.

Für Menschen, die mehr nach einer körperlichen Herausforderung suchen, kann Yoga als reines Training genutzt werden. So ist das Power-Yoga oder das Jinvamukti-Yoga hauptsächlich auf das Prinzip der Bewegung und Atmung ausgelegt. Das Power-Yoga bietet sehr anstrengende Positionen, die schnell gewechselt werden. Das Jinvamukti-Yoga wiederum verbindet Tanz, Yoga Stellungen, Musik, Philosophie und Atemtechnik, entsprechend moderne Anwendungen, die mit der klassischen Methode von Patanjali vereint werden.

Im Westen bekannt ist das Hatha-Yoga mit seinen dynamischen Stellungen und Atemübungen. Dieses umfasst etliche unterschiedliche Stilrichtungen, die ein langsames und konzentriertes Ausführen der Haltungen und Positionen erfordern. Hier soll der Körper gekräftigt und der Geist geschult werden. Andere Menschen bevorzugen vor allen Dingen den meditativen Weg in der inneren Versenkung, während die Yoga Stellungen weniger den Körper fordern, sondern ausschließlich für die geistige und mentale Konzentration eingenommen werden. Das ist beim Yin-Yoga der Fall. Während in der Symbolik das „Yin und Yang“ eine Einheit bilden und das weibliche und männliche Prinzip darstellen, bestimmen sich die einzelnen Elemente als das passive und aktive System, sodass es neben dem Yin-Yoga auch das Yang-Yoga gibt. Das Yin-Yoga ist entsprechend passive und reine Meditation, während das Yang-Yoga die sportlich dynamische Ausrichtung verbindet. Im Hatha-Yoga werden beide Elemente kombiniert.

Spiritueller wiederum ist das Vidya-Yoga, das neben dem Einnehmen verschiedener Positionen und der dazugehörigen Atmung auch das Rezitieren von Mantren beinhaltet. Auch das ist, wie in den Sutren gezeigt, von Patanjali übernommen, der das Mantra „Om" als wichtige Kontemplationsmethode empfiehlt. In der meditativen Stellung wird eine spirituelle Erfahrung angestrebt, die dem Yogaschüler die Verbundenheit mit allem und das Einssein vermitteln sollen.

Beim älteren Kundalini-Yoga wiederum geht es darum, den Geist und Körper zu reinigen und den inneren Astralkörper zu befreien, damit die Lebensenergie harmonisch fließen kann. Dieses wird nach dem Patanjali'schen Vorbild symbolisch als eine Schlange dargestellt, die als strömender Schlangenkörper nach oben hin ausgerichtet ist. Die Schlange ist Sinnbild für die in jedem Menschen enthaltene Kraft, die geweckt werden muss. Die Körperstellungen werden in Verbindung mit den astralen Chakren immer konzentriert und langsam ausgeführt und ermöglichen tiefe Entspannung. Daher erfreut sich auch diese Yogarichtung, trotz ihrer spirituellen Ausrichtung, großer Beliebtheit in der modernen westlichen Welt.

Der Königspfad im Yoga bleibt das Raja-Yoga, das aus dem Ashtanga-Yoga von Patanjali hervorgeht. Es dient durch alle Zeit hindurch dazu, die eigenen schweifenden Gedanken unter Kontrolle zu bringen, sich selbst in der Meditation und Konzentration zu üben, über das Sein und Selbst zu reflektieren und Achtsamkeit zu lernen. Als eine der vier klassischen Yogaausrichtungen zielt es vor allen Dingen auf die Geisteskontrolle, während andere, wie das Hatha-Yoga, die Körperreinigung anstreben, oder wie das Laya-Yoga die Auflösung des Egos im höheren Selbst.

Ein weiterer Yogaweg ist das Mantra-Yoga als das reine Rezitieren und Singen von Mantren. Raja- und Hatha-Yoga werden gerne auch kombiniert, damit sowohl Körper als auch Geist in gesunder Einheit und Harmonie verbunden sind. Hier gilt es, sich bewusst zu machen, dass der Geist nie unabhängig vom Körper existieren kann, die körperlichen Bedürfnisse und die Gesundheit des Körpers also ebenso wichtig sind wie eine Schulung des Geistes und die Selbstreflexion.

8.

Anwendungen im Hier und Jetzt

Als maßgebende Richtung kann das Yogasutra jederzeit im modernen Alltag angewendet werden, nicht nur durch das Praktizieren von Yoga, sondern besonders dazu, das Leben mit anderen Augen zu betrachten, dabei selbst zur Ruhe zu kommen, schwierige Situationen besser zu meistern, die Angst vor dem Tod zu verlieren und auf Umwelt und Mensch mit Achtsamkeit und Freundlichkeit zu reagieren.

Im Grunde hat das Yogasutra die gleiche Funktion wie die biblisch geprägten 10 Gebote, die mit oder ohne Glauben in jedem Menschen verankert sind und dann höchstens bewusst gebrochen werden. Das Yogasutra verbindet die Meditation und die Geisteskontrolle mit tieferen Werten, die nicht nur eine aufgezwungene Handlungsausrichtung sind, sondern durch das Verstehen der Sutren ganz von alleine umgesetzt werden.

Dem Sein mit Achtsamkeit zu begegnen ist eine Grundvoraussetzung, um das Leben, die Menschen und sich selbst lieben zu können. Die Selbstliebe hat rein gar nichts mit Egoismus zu tun, sondern fördert durch ein Verständnis für das eigene Handeln vielmehr die Begegnung mit anderen. Ein Mensch, der sich z. B. selbst verachtet, ist nicht in der Lage, anderen mit Respekt und Achtung entgegenzutreten. Genauso kann ein verzweifelter und hilfloser Mensch kaum einem anderen Menschen helfen. Selbst wenn der Versuch unternommen wird, bleibt die Hilfe oberflächlich und reicht nicht tiefer. Dieses Verständnis für das Sein fußt jedoch genau auf der Basis der Selbstreflexion und Selbstliebe.

Achtsamkeit, Liebe und Verwirklichung sind die Grundpfeiler des Yogas und des Yogasutras. Die von Patanjali genannten fünf „Yamas“ beschreiben das Handeln durch eine tief greifende Selbstfindung, die beinhaltet, niemanden zu verletzen, nicht zu stehlen, immer wahrhaftig zu bleiben, enthaltsam zu leben und nicht gierig zu sein. Hier wird weniger eine Bevormundung angestrebt als ein Weg aufgezeigt, das Leben voll auszuschöpfen. Das ist nur möglich, indem man keinem schadet, man immer man selbst ist, ohne sich zu verstellen, sich nicht von seinen Sinnen leiten und kontrollieren lässt und das künstlich erzeugte Verlangen nach Besitz verliert.

Wer niemanden verletzen möchte, wird mit dem innerlichen Hass nicht mehr konfrontiert, der Wut, Rache und Böswilligkeit erzeugt und letztendlich immer auf den Menschen zurückfällt, der sich von diesen Gefühlen leiten lässt. Aggression ist im Grunde nur ein Ausdruck verborgen sitzender Angst. Wer innerlich unsicher ist, versucht sich äußerlich immer zu verteidigen. Bei manchen Menschen artet das Ganze dann in Gewalt aus.

Wer dagegen innerlich gefestigt ist, hat nicht den Wunsch, anderen etwas Schlechtes zu tun. Vielmehr ist er bestrebt, seine innere Zufriedenheit zu teilen. Das beinhaltet auch, nicht zu lügen und nicht zu stehlen. Solche Handlungsaspekte sind nur bei Unzufriedenheit und Hass der Fall. Kein Mensch, der mit sich selbst im Reinen ist, möchte anderen etwas wegnehmen oder seine Mitmenschen ständig belügen.

Wer immer so agiert, wie er ist, muss sich nicht anders geben oder verstellen, wenn er unter Menschen ist. Vielmehr wird jeder Mensch immer so akzeptiert, wie er ist, daher auch jede Maske, die er anlegt. Fällt diese weg, bleibt auch der innere Kampf aus, der ansonsten im

Privaten erfolgt, da der öffentliche Auftritt hinterfragt wird und jede Falschheit darin unbewusste Selbstverachtung hervorruft, selbst wenn die Maske gut gewirkt hat.

Der Zwang, als ein Anderer auftreten zu müssen, tut der inneren Balance nicht gut und ist dazu auch mit der Zeit anstrengend. Zu lächeln, wenn man eigentlich traurig ist, oder sich selbst immer besser darstellen zu müssen, als man ist, erfordert Kraft und Mühe. All das ist nicht notwendig, wenn man gelassen in sich selbst ruht und genau weiß, wer man ist.

Die Geisteskontrolle, die das Yogasutra anstrebt, dient genau diesem Zweck. Urteile und Meinungen sind nur der oberflächliche Ausdruck der Lebens- und Weltdeutung, dazu meistens rein subjektiv und aus dem Moment heraus getroffen. Ein tieferes Bewusstsein erlaubt den klareren Blick ohne Vorurteil. Der Mensch erscheint in seiner Handlung und in seinem Charakter, wie er ist. Auch wird erkannt, weshalb er sich in einem bestimmten Augenblick so benimmt. Wichtiger als jedes Beurteilen ist das Beobachten mit gelassenem Geist.

Enthaltsamkeit bedeutet auch bei Patanjali nicht das mönchische Zölibat. Es heißt vielmehr, dass das Unkontrollierte der Triebe ins Chaos führt und man nicht Opfer seiner Wünsche und Sinne werden sollte, sondern diese beherrscht und lenkt, um so eine viel tiefere Erfahrung, auch im sexuellen Bereich, zu gewinnen. Der schnelle Trieb vermittelt zwar einen Augenblick der Erfüllung, jedoch gehen die mögliche Nähe zu einem anderen Menschen oder die über den Sex hinausreichenden Emotionen dabei häufig verloren. Die Meditation und Kontemplation hilft dabei, sich selbst genauer kennenzulernen und den Körper mit seinen Wünschen zu verstehen, die dann auch besser befriedigt werden können.

Gier und Besitzanhäufung sind rein äußerliche Befriedigungen, die durch die Anwendung des Yogasutras ganz und gar verschwinden. Dafür kann sich jeder bewusst machen, was er wirklich im Leben benötigt und dass alles einer steten Veränderung unterliegt. So wie der Mensch altert, kann auch das Leben selbst nie gleichbleibend sein und befindet sich im Fluss der Wandlung. Klammert man sich ständig an das, was man hat, wird der Verlust umso schwieriger zu verschmerzen sein. Das ist das, was im Yogasutra mit Leiden gemeint ist.

Um den modernen Menschen herum werden die Autos, Häuser und Grundstücke immer größer, aber der Mensch selbst wird immer kleiner und verschwindet irgendwann ganz in seinem Eigentum. Er verliert sich selbst, da er sich durch das, was er besitzt, definiert.

Ändert sich die Situation, ist auch das Ego angegriffen. Genauso wird kein Charakter dadurch besser, dass er von viel Luxus umgeben ist oder mit Geld um sich schmeißt.

Reichtum ermöglicht zwar eine gewisse Unabhängigkeit im Alltag, bleibt jedoch auch die Fessel, die an den Besitz kettet. Das haben schon viele Philosophen erkannt und immer wieder betont. Auch in kleinen Dingen ist Besitz nur eine Last. Der Mensch ist nicht nur geizig geworden, sondern sogar lebensgeizig. Er gönnt sich keine Ruhe und glaubt, das Fehlende mit materiellen Dingen ausfüllen zu können.

Für ein erstes Verständnis kann der Gang durch den Supermarkt einfach einmal ganz bewusst betrachtet werden. Was alles kommt in den Einkaufswagen, was eigentlich nicht notwendig ist. Alleine die Gewohnheiten und die kommerzielle Werbung bestimmen den Griff zu Produkten. Ist man sich selbst ehrlich gegenüber, ist der Kauf vieler Produkte einfach nur dazu gedacht, als Zeitvertreib zu dienen oder die Langweile zu umgehen. Niemand benötigt wirklich mehrere Fernseher, Autos und Häuser. Mit Besitzstreben geht immer Rastlosigkeit einher. Materielles Streben macht nur als Handlung und Zielsetzung Freude. Ist das Ziel erreicht, bleibt die tiefere Befriedigung aus und hält schon gar nicht auf Dauer.

Die größte Herausforderung ist, die eigenen Gedanken zu beruhigen und unter Kontrolle zu bringen. Hier ist das Yogasutra die beste Anleitung, um innerlich ausgeglichen leben zu können. Jeder kennt die schweifenden und hektischen Gedanken, die einem tagtäglich und besonders vor dem Schlafengehen, wenn der Körper und Geist langsam zur Ruhe kommen, durch den Kopf schießen. Diese haben wenig mit Nachdenklichkeit zu tun, sondern sind Reflexe und Projektionen all dessen, was erlebt wurde oder was einen beschäftigt.

Wie in einem Karussell rasen die Eindrücke vor dem geistigen Auge, ohne dass Zeit bleibt, sich diesen tiefer zu widmen. Von einem Gedankengang zum nächsten springt der Geist immer wieder weiter, wobei sich die Eindrücke auch noch wiederholen oder zu flüchtig bleiben, um sie ganz zu erfassen.

Daher ist es ratsam, diesen Strom zunächst zu akzeptieren, zu betrachten, ohne sich an einen einzelnen Gedanken festzuhalten, und das Ganze mit der Zeit zu kontrollieren, wodurch sich der Gedankenstrom beruhigt. Das Erlernen dieser Kontrolle ist von zeitloser Bedeutung und dennoch besonders in einer so schnelllebigen und hektischen Zeit notwendig.

Der Verstand bleibt gegenüber dem Geist immer begrenzt und dient dem bewussten Menschen lediglich als ein Werkzeug oder ein Instrument. So können das Leben organisiert und die Aufgaben des Alltags bewältigt, logische Schlüsse gezogen und Erkenntnisse gesammelt werden. Soll der Verstand zu mehr dienen, blockiert er häufig die offenen Wege und Erkenntnisse. Daher ist es ratsam, ihn auch abschalten zu können, und zwar immer dann, wenn man es selbst für notwendig hält.

Sobald die Gedanken wie eine wild gewordene Affenhorde durch den Kopf toben, ist es wichtig, sie zur Ruhe zu bringen und dabei zu entspannen. Das ist nicht dadurch möglich, die Gedanken zu leugnen, zu unterdrücken oder gar zu bekämpfen, sondern durch die Konzentration auf das eigene Innere und das Betrachten aller Vorgänge.

Je mehr Aufmerksamkeit man dagegen den tobenden Gedanken schenkt, indem man einzelne Eindrücke herausgreift und bewertet, desto stärker belasten sie das Selbst und desto mehr Kraft erhalten diese Momentaufnahmen. Wird der Geist dagegen meditativ auf einen Punkt im Hier und Jetzt ausgerichtet, verliert sich auch die Energie dieser wilden und schweifenden Überlegungen und Meinungen. Durch ein gelassenes Beobachten dieses Flusses, durch Meditation und Atmung verblassen die Eindrücke nach und nach. Sie werden zu Wolken, die weitertreiben. Und genau das ist der wahre Zustand des Yogas.

9.

Glossar

⋆ **Abhinivesha** – Als eine der Ursachen des Leidens steht dieses Sanskritwort für die Anhaftung am Leben, den Lebenswillen und Selbsterhaltungstrieb. Durch „Abhinivesha" entsteht Angst vor dem Sterben und dem Tod, die den klaren Geist trübt und die Handlung lähmt. Die Yogapraxis versucht, diesen Zustand zu überwinden, da das Leben sich ständig verändert und ein Gefühl der Sicherheit nur durch Kontemplation und Innenschau erreicht werden kann. Diese Angst ist eines der stärksten Gefühle und auch am schwierigsten zu überwinden.

⋆ **Ananta** – Im Sanskrit bezeichnet das Wort die Unendlichkeit und ist gleichzeitig der Name für die Weltenschlange Shesha oder für Vishnu selbst, der auf dieser ruht.

⋆ **Asana** – Damit werden die Körperstellungen und Positionen im Yoga bezeichnet. Als dritte Stufe des achtgliedrigen Pfads steht der Begriff für die körperliche Disziplin.

⋆ **Ashtanga-Yoga** – „Asthanga" ist ein Sanskritwort, das für die acht Glieder steht. „Astha" heißt „Acht" und „Anga" „das Glied". Das Asthanga Yoga ist das von Patanjali im „Yogasutra" beschriebene klassische Yogasystem, auf dem alle anderen Yogarichtungen aufbauen. Heute gilt es als Teil des Hatha-Yogas und beinhaltet Körperstellungen, Atemkontrolle und Meditation.

⋆ **Asmita** – Das Sanskritwort steht für die Ichverhaftung und das Ego und gehört zu den Hauptursachen des Leidens. Die Identifikation mit dem Ich und dem eigenen Körper verhindert den Blick auf das wahre Selbst, das durch Yoga gefunden werden soll.

⋆ **Avidya** – Das Wort bezeichnet die Unwissenheit, ein Begriff, der im „Yogasutra" häufig vorkommt und eine der Ursachen des Leidens ist. Durch Unwissenheit identifiziert sich der Mensch mit dem eigenen Ego und verwechselt dieses mit dem wahren Selbst. Durch Yoga soll dieser Zustand überwunden werden.

⋆ **Ayurveda** – „Ayurveda" steht für das „Wissen vom Leben" oder die Lebensweisheit und ist eine traditionelle Heilkunst in Indien, die als ganzheitliches System heute zur Alternativmedizin gehört. Zentrale Maßnahmen des „Ayurvedas" sind die spirituelle Yogapraxis, die Pflanzen- und Ernährungslehre und verschiedene Reinigungs- und Massagetechniken. Die den Elementen zugrundeliegende Philosophie besagt, dass alles, was der Mensch für sich selbst tun kann, besser ist, als das, was andere für ihn tun können. Das Leben ist nach diesem Prinzip eine Ganzheit und das Sein eine Einheit aus Seele, Geist, Sinnen und Körper. Diese halten drei Lebensenergien, die „Dosha" genannt werden, in einem harmonischen Gleichgewicht. Diese sind „Vata", „Pitta" und „Kapha", das Bewegungs-, Stoffwechsel- und Strukturprinzip.

⋆ **Bhagavad Gita** – Der „Gesang der Erhabenen", wie dieses Lehrgedicht auch genannt wird, ist eine der wichtigsten Schriften im Yoga und wurde durch Krishna verkündet. Sie besteht aus 18 Kapiteln und 700 Versen, die Gespräche zwischen dem Lehrer Krishna und seinem Schüler Arjuna enthält. Sie ist Teil des Eops „Mahabharata". Krishna ist dabei gleichzeitig Lehrmeister, die Inkarnation von Vishnu bzw. die Manifestation Gottes. Themen des Werkes sind spirituelle Betrachtungen über das Leben und wie eine Verhaftung überwunden werden kann, um Vollendung zu erlangen. Vorgestellt werden daher verschiedene Formen des Yogas, die die Hingabe an Gott und die Gottverwirklichung anstreben.

⋆ **Bhoja** –Bhoja war ein Herrscher und Kriegsführer in der Paramara-Dynastie und der indische König von Malwa. Er lebte in der ersten Hälfte des 11. Jahrhunderts und förderte in erheblicher Form die Sanskrit-Literatur. Er schrieb selbst verschiedene Werke, darunter auch einen Kommentar zum „Yogasutra“ von Patanjali.

⋆ **Bhuvana** – Das Sanskritwort hat verschiedene Bedeutungen und hängt immer vom Kontext der Verwendung ab. Übersetzt bedeutet es „Erde“ oder „Welt“, kann auch „Lebewesen“, „Menschheit“ oder „Wasser“ heißen.

⋆ **Chakra** – Das „Chakra“ ist die spirituelle Kraft und das Energiezentrum im physischen und im feinstofflichen Körper. Es ist durch verschiedene Energiekanäle mit allen Organen, Geist- und Körperbereichen verbunden und steht auch für die Aura. Das „Chakra“ stellt einen Wirbel oder ein Rad dar und zeigt den Kreislauf des Lebens. Eingeteilt wird der Körper in sieben „Hauptchakren“ und in weitere „Nebenchakren“. Alle „Hauptchakren“ befinden sich im Bereich der Wirbelsäule, die „Nebenchakren“ an verschieden Körperpunkten, z. B. Hände, Füße, Schultern und Knie. Die „Chakren“ werden in verschiedenen Farben dargestellt und bilden das Geflecht der subtilen Lebensenergie und des Bewusstseins. Im Yoga steht jedes „Chakra“ für ein bestimmtes Stadium des Bewusstseins, mit dem Ziel, vom untersten „Chakra“ in das oberste aufzusteigen und Vollendung bzw. Selbstverwirklichung zu erlangen.

⋆ **Chitta** – Das Wort steht für verschiedene Zustände von Geist und Bewusstsein, umschreibt z.B. das Denken, den Willen, den Intellekt, die Vernunft oder das Gemüt. Es bildet den Gegenpart zum absoluten Bewusstsein und ist Teil des Lebens und Seins. Mit „Chitta“ werden im Yoga alle inneren und aktiven Vorgänge bezeichnet, neben dem Denken und Fühlen auch das Gedächtnis, das Unbewusste und die Erinnerungen. Im „Yogasutra“ bezeichnet „Chitta“ dabei auch den gesamten Geist.

* **Cittam** – Mit „Cittam" sind das Bewusstsein, der Geist, die Herzmitte und die mentalen Aktivitäten gemeint. Im „Yogasutra" umschreibt Patanjali mit diesem Sanskritwort die Natur der Geistesstoffe, die durch Konzentration gereinigt werden sollen.

* **Dharana** – Im „Yogasutra" nach Patanjali ist „Dharana" die sechste Stufe des achtgliedrigen Pfads und bezeichnet die Konzentration und Kontemplation. Während die ersten fünf Phasen den Geist beruhigen sollen, erlaubt die sechste Stufe dann die Versenkung durch Geistkontrolle. Das ist durch eine aufrechte Haltung, das Einnehmen bestimmter Körperpositionen und die Ausrichtung des Geistes möglich. Das Bewusstsein wird dabei auf einen Punkt ausgerichtet.

* **Dharma-Megha-Samadhi** – Damit ist die Erleuchtung als höchster Zustand gemeint, die durch spirituelle Befreiung auf einen Schlag erfolgt und alle Ursachen des Leidens beseitigt. Das geschieht nach Patanjali durch Wunschlosigkeit, die sich auch auf die Befreiung selbst bezieht. Der höhere Zustand wird überwunden und das endgültige Einssein erreicht.

* **Dhyana** - Im „Yogasutra" ist damit ein höherer Bewusstseinszustand gemeint, der durch Versenkung und Meditation erreicht wird. Patanjali spricht von der Ausdehnung einer einzigen gedanklichen Vorstellung. Die Meditation ist entsprechend ein gezielter Geisteszustand, aus dem sinnliche Gedanken ausgegrenzt werden sollen, während der Gedankenstrom nicht unterbrochen, lediglich wahrgenommen und betrachtet wird.

* **Die acht Glieder (Phasen/Stufen) des Yogas** – Nach Patanjali baut der Weg zur Erleuchtung auf acht Gliedern auf. Diese sind „Yamas" (Begegnung mit der Umwelt), „Niyamas" (Verhältnis zum eigenen Selbst), „Asanas" (Körperstellungen), „Pranayama" (Atemtechnik), „Pratyahara" (Disziplinierung der Sinne), „Dharana" (Konzentration), „Dhyana" (Meditation) und „Samadhi" (Vollendung).

★ **Dvesha** – Das Wort bezeichnet einen der leidverursachenden Zustände im „Yogsutra" und kann Abneigung, Hass, Zorn, Bosheit oder Ablehnung bedeuten. Dieser Zustand verhindert die innere Ruhe und Gelassenheit und soll überwunden werden.

★ **Gonika** – Gonika ist die Mutter von Patanjali und lebte als Einsiedlerin und Asketin. Der Legende nach, bat sie den Sonnengott Syrya um einen Schüler und erhielt diesen als winzige Schlange in die Hand. Sie nannte ihn Patanjali, wobei „Pat" für das Herunterfallen steht, und gab ihr Wissen an ihn weiter.

★ **Guna** – Hierbei handelt es sich um den Oberbegriff für die drei Wirkungsweisen der Wesensformen bzw. Natur. Nach Patanjali sind das „Sattva", Rajas" und „Tamas", stehend für die Freude, die Unruhe und die Trägheit. Ausgerichtet werden soll das Leben nach „Sattva", bis auch dieses überwunden werden kann.

★ **Hatha** – Das Sanskritwort steht für die Kraft und Hartnäckigkeit und ist eine Form des Yogas, bei der es darum geht, Körper und Geist in einem harmonischen Gleichgewicht zu halten. „Ha" steht für die Sonne und „Tha" für den Mond als die typischen Gegensätze, die gleichzeitig das Weltbild bestimmen. Das Hatha-Yoga enthält daher Körperübungen, Atemübungen und Meditationsübungen und ist seit dem 2. Jahrhundert n. Chr. Teil des Tantrismus'. Das Sanskritwort selbst vermittelt das Durchhaltevermögen und die Beständigkeit der Aufgabe, um Erleuchtung zu erlangen.

★ **Ichvergessenheit** – Dieser Zustand soll im Yoga durch die Überwindung des Egos eintreten. Wird das Ich überwunden, ist ein klarer und neutraler Blick auf die Welt möglich. Verbunden wird der Zustand in der Meditation auch mit der inneren Stille, die erreicht wird. Wer das Ich überwindet, findet das wahre Selbst. Welt und Sein verschmelzen, die Trennung ist aufgelöst.

* **Ishvara** – Bei Patanjali steht das Wort für den höchsten Gott oder die göttliche Einheit. In anderen Schriften kann „Ishvara“ auch den Herrn oder persönlichen Gott bezeichnen.

* **Jinvamukti-Yoga** – Entwickelt wurde diese Yogamethode 1984 von Dave Life und Sharon Gannon in Amerika. Es umfasst die Körperhaltungen als choreographische und fließende Bewegungsabläufe, die zum Teil auch tänzerisch oder sehr akrobatisch umgesetzt werden. Durch die Bewegung sollen inneres Gleichgewicht und innere Ruhe erreicht werden. Das Ziel ist ein glückliches und ausgeglichenes Leben.

* **Jivanmukta** – Selbstverwirklichung kann durch zwei Befreiungszustände erreicht werden. Das sind „Jivanmukta“ und „Videhamukti“. „Jivanmukta“ steht dabei für die Befreiung, bei der zwar das höhere Bewusstsein erreicht, die Welt jedoch weiterhin noch wahrgenommen wird. Ein befreiter Weiser, der entsprechend die Verwirklichung zu Lebzeiten erlangt, lebt weiterhin in der Welt und ist gleichzeitig nicht mehr von dieser. Auch er wird mit diesem Begriff umschrieben.

* **Kapila** – Kapila ist ein Weiser aus der hinduistischen Mythologie und soll ein Nachfahre von Manu, dem Stammvater der Menschen, sein. Daher ist seine Authentizität umstritten. Er gilt als Begründer des Philosophiesystems „Samkhya“, auf das sich Patanjali in seinem „Yogasutra“ bezieht. Kapila sagte unter anderem, dass Taten den Körper zwar reinigen, das höchste Ziel jedoch das Wissen ist.

* **Karma** – Karma bildet die Wirkungsenergie im Kreislauf der Wiedergeburt. Jede Aktion, ob physischer oder geistiger Natur, zieht eine Reaktion nach sich. Diese kann auch lebensübergreifend stattfinden, sodass durch Karma nicht nur die Lebensvorgänge bestimmt und die Folgen des Handelns wirksam werden, sondern auch der eigene spirituelle Wissenszustand geprägt ist. Das bewirkt, dass Menschen auf verschiedenen geistigen Ebenen handeln und einfacher oder schwieriger den Weg zur Erleuchtung finden können.

⋆ **Kleshas** – Die „Kleshas“ sind die leidverursachenden Zustände, die den Geist trüben und durch Unwissenheit entstehen. Sie verhindern die wahre Erkenntnis über das eigene Selbst. Patanjali definiert im „Yogasutra“ fünf verschiedene „Kleshas“. Diese sind Unwissenheit, Ichverhaftung, Zuneigung, Abneigung und Todesangst bzw. Lebensanhaftung.

⋆ **Kundalini** – Das Sanskritwort bezeichnet die Schlangenkraft und wird in vielen tantrischen Schriften als ätherische Kraft im Menschen gesehen. Symbolisch wird „Kundalini“ als zusammengerollte Schlange dargestellt und wird im Yoga durch verschiedene Praktiken geweckt, wobei die Energien nach oben aufsteigen und in den Hauptchakren transzendieren. Diese Energie muss durch Yoga aktiviert werden und ist ein spiritueller Reinigungsprozess. Davon abgeleitet ist das Kundalini-Yoga, eine Praxis, die den Körper und Geist reinigen soll. Das ist durch Körperstellungen, Konzentration, Meditation, durch das Rezitieren von Mantren und durch Visualisierung möglich.

⋆ **Laya** – Im Laya-Yoga wird die Überwindung der Anhaftung des Egos angestrebt, wodurch die Auflösung des Geistes im höheren Bewusstsein möglich ist. Das Sanskritwort steht für die Verschmelzung des begrenzten Selbst mit dem Unendlichen und ist im Hatha-Yoga der höchste Zustand. Im Bereich der Konzentration und Meditation ist „Laya“ die Erstarrung und verhindert die spirituelle Erkenntnis. Das Bewusstsein soll die Erstarrung überwinden.

⋆ **Mantra/Mantren** – Das Mantra ist eine ausgesprochene Silbe, ein Wort oder ein Vers. Es wirkt als Klangkörper der spirituellen Kraft, hat eine beschützende Funktion und wird im Yoga rezitiert und ständig wiederholt, um innere Versenkung zu ermöglichen und gleichzeitig bestimmte Energien zu aktivieren. Der Ton bestimmt sich durch die Schwingung und kann auch eine heilende Wirkung haben oder Glas zum Zerspringen bringen. Die Wiederholung nennt sich „Japa“ und geschieht während der Meditation. Eines der wichtigsten Mantren ist die Silbe „Om“, die auch Patanjali vorschlägt. Diese steht für die Dreieinigkeit des universellen Prinzips, entsprechend für die Vergangenheit, für die Gegenwart und für die Zukunft. Sie vermittelt den Urklang des Universums.

* **Mudra** – Mit „Mudra“ ist eine symbolische Handstellung oder Geste gemeint. Diese sind häufig Teil spiritueller oder religiöser Zeremonien, werden bei der Kontemplation und Meditation angewendet und sind häufig auch symbolisch bei der Gottheit- und Buddha-Darstellung zu sehen. Sie bilden einen Teil der Reinigungshandlung im Yoga. Im Tantrismus gibt es eine Anzahl verschiedener und sehr komplexer „Mudras“.

* **Namaste** – Das Wort „Namaste“ ist im Yoga, im Buddhismus, im Hinduismus und in vielen asiatischen Ländern eine Grußformel, die anderen Menschen oder einer Götterfigur die eigene Ehrerbietung vermitteln soll. Häufig dient es auch als einfache Begrüßung mit einer dazu gehörigen leichten Verbeugung und Faltung der Hände vor der Brust. Der Kopf wird dabei zum Herzen geneigt und die Augen werden geschlossen. „Namaste“ bedeutet: „Ich verbeuge mich in Achtsamkeit und Ehrerbietung vor dir“.

* **Nirvitarka** – „Nirvitarka“ ist eine der Bewusstseinsstufen im Yoga, die gestattet, über die Schöpfung und die Ganzheit des Seins zu reflektieren. Worte, Gedanken und angelernte Kenntnisse sind in diesem Zustand nicht mehr notwendig und durch Meditation aufgelöst. Dadurch ist die direkte Wahrnehmung möglich, die zum wahren Selbst führt.

* **Niyamas** – Die zweite Stufe im achtgliedrigen Pfad. Sie steht für die Selbstdisziplin und das Verhältnis zu sich selbst.

* **Patanjali** – Patanjali ist der Verfasser des „Yogasutras“ und war ein indischer Weiser, der zwischen dem 2. und 4. Jahrhundert n. Chr. gelebt haben soll und als Inkarnation der Weltenschlange Shesha gilt. Er wird oft auch als der Vater des Yogas bezeichnet und hat in seiner Schrift den achtgliedrigen Pfad des Yogas geprägt.

* **Prakriti** – „Prakriti“ ist die Urmaterie, aus der das gesamte Universum besteht. Zum ersten Mal wurde sie als kosmische Substanz und Ursache aller Dinge in der Samkhya-Philosophie beschrieben.

* **Prana** – Mit „Prana“ ist die Lebensenergie gemeint. Das Sanskritwort steht auch für das Leben selbst und die Lebenskraft.

* **Pranayama** – Der Begriff gehört zu den acht Stufen im Yoga und stellt die mentale Disziplin und die richtige Atmung beim Yoga dar.

* **Pratyahara** – Die fünfte Stufe des achtgliedrigen Pfads im Yogasutra ist „Pratyahara“. Sie steht für die Sinneskontrolle und die Disziplin, die Sinne auf das Innere zu konzentrieren.

* **Raga** – Einer der fünf Widerstände nach Patanjali, der überwunden werden muss. „Raga“ bezeichnet dabei den blinden Gehorsam oder die zu starke Zuneigung und stellt so eine Anhaftung an Welt und Ego dar.

* **Rajas** – „Rajas“ sind eine der drei Eigenschaften, die als „Gunas“ bezeichnet werden. Sie stehen für die Unruhe und Getriebenheit.

* **Rajamartanda** – Das Werk von König Bhoja, das einer der wichtigsten Kommentare zu Patanjalis „Yogasutra“ ist und im 11. Jahrhundert n. Chr. entstand.

* **Raja Yoga** – Bei diesem Yoga handelt es sich um das klassische Yoga, das sich aus dem „Ashtanga Yoga“ von Patanjali entwickelt hat und die Beherrschung des Geistes anstrebt. Es wird häufig auch als „königliches Yoga“ bezeichnet und ist einer der klassischen Yogawege, der sich am achtgliedrigen Pfad des „Yogasutras“ orientiert. Durch Übungen soll die geistige Fähigkeit des Menschen gefördert werden. Das ist durch Konzentration, Kontemplation und Meditation, durch Selbstbeobachtung und Selbstanalyse möglich.

* **R. Sriram** – R. Sriram ist ein indischer Lehrer und Schüler von Sri T. K. V. Desikachar. Er wurde 1954 in Mayuram in Indien geboren und leitet seit 1988 ein Yogazentrum in Deutschland. Seine bekannte

Übersetzung und Deutung des „Yogasutras" gilt als Pflichtlektüre für Yogainteressierte und Praktizierende.

⋆ **Samadhi** – Das Wort ist ein Begriff aus dem Hinduismus, Buddhismus und anderen indischen Lehren. Es bezeichnet die Sammlung und Versenkung, gleichzeitig auch die Vollendung und die Verwirklichung des höheren Selbst. Im „Yogasutra" ist „Samadhi" die achte und höchste Stufe.

⋆ **Samadhi Pada** – Damit wird das erste Kapitel im „Yogasutra" bezeichnet. Der Begriff steht für den Weg zur Erleuchtung und für die allgemeine Einführung in die Yogalehre und kann mit der „Theorie des Geistes" übersetzt werden.

⋆ **Samkhya** – Das „Samkhya" ist eines der ältesten indischen Philosophiesysteme und die Grundlage für Patanjalis „Yogasutra". Es beeinflusste dabei viele Strömungen der indischen Philosophie und steht gleichberechtigt neben dem „Vedanta", das wiederum für das „Samkyha" einige wichtige Theorien lieferte. Das System ist dabei atheistisch, bezieht jedoch den Kreislauf der Wiedergeburt mit ein. Verfasst worden sein soll das Samkhya-Sutra von dem Weisen Kapila.

⋆ **Samskaras** – Hierbei handelt es sich um alle unbewussten Eindrücke aus dem jetzigen und den früheren Leben, die weiterhin eine Wirkung auf das Denken und Handeln eines Menschen haben. Patanjali spricht davon, die negativen „Samskaras" reduzieren zu müssen und die positiven zu stärken, da diese auf Unwissenheit beruhen und die geistige Tendenz ungünstig beeinflussen.

⋆ **Samyama** – Der Sanskritbegriff bezeichnet im Yoga die Verbindung von drei verschiedenen kontemplativen Übungen. „Samyama" steht bei Patanjali für die Konzentration, die Meditation und die Erleuchtung. Die Kombination aller drei Stufen ermöglicht die Einheit mit dem in der Vorstellung aufgerufenen Objekt.

⋆ **Sanskrit** – Das Sanskrit stammt aus dem Alt-Indischen und ist gleichzeitig auch die heilige Sprache in Indien und die des Yogas. Zum ersten Mal wurde Sanskrit in den „Veden“ verwendet, eine Sammlung mündlicher und religiöser Überlieferungen, die später aufgeschrieben wurde. Das vedische Sanskrit unterscheidet sich dabei von dem klassischen Sanskrit. Letzteres verbreitete sich im gesamten südasiatischen Raum und ist eine der wichtigsten Herrschafts- und Kultursprachen. Das Alphabet besteht aus Lauten und ermöglicht die Verbindung einzelner Silben und Zeichen. Ein klassisches und strukturiertes Sanskrit-Alphabet gibt es nicht, sondern mehrere, so dass Wörter auch unterschiedlich geschrieben sein können.

⋆ **Sat-Chit-Ananda** – Eine Beschreibung aus den „Upanishaden“, die für das höchste Absolute und für die Eigenschaften des Selbst steht. Die Bezeichnung setzt sich aus den Wörtern “Sat”, “Chit” und “Ananda” zusammen. „Sat“ ist der Zustand des Seins an sich und bezeichnet ebenso die Wahrheit. „Chit“ ist das persönliche Bewusstsein. „Ananda“ steht für die Glückseligkeit und reine Freude als höchste Form.

⋆ **Sattva** – Im „Yogasutra“ ist „Sattva“ die Freude als einer von drei Zuständen der „Gunas“, der stärker verinnerlicht werden soll und später ebenfalls aufgelöst wird. Der Begriff steht auch für Harmonie und Klarheit, für das Licht und die höchste Wahrheit. Er bezeichnet die Übereinstimmung mit der reinen Existenz.

⋆ **Savitarka** – Das Wort steht bei Patanjali für das intuitive Denken, das bei der Überwindung der Unwissenheit und kurz vor der Erleuchtung auftritt. Es ist die erste Stufe des „Samadhi“ und dabei noch stark von einer Gedankenaktivität geprägt, die aufgelöst werden soll. Genauso ist dieses Denken jedoch wichtig, um überhaupt Erleuchtung erlangen zu können.

⋆ **Shankara** – Shankara war ein Yogameister, der 788 bis 820 n. Chr. lebte. Geboren wurde er im Dorf Kaladi, baute später einen Shiva-Tempel und schrieb u. a. auch eine Deutung des „Yogasutras“ nach Patanjali. Weitere Werke waren Kommentare zum „Bhagvad Gita“, den „Upanishaden" und „Brahma Sutren". Diese verfasste er bereits im Alter von 16 Jahren und galt so als begabtes Wunderkind.

* **Shiva** – Shiva ist einer der wichtigsten Götter im Hinduismus und bildet den dritten Teil der göttlichen Trinität mit Brahma, dem Schöpfer, und Vishnu, dem Bewahrer. Shiva verkörpert dabei gleichzeitig das Prinzip der Bewahrung und der Zerstörung.

* **Siddhartha** – Siddharta Gautama ist Buddha und damit der Begründer des Buddhismus. Er lebte von 563 bis 483 v. Chr. und war ein Kind aus dem Fürstentum Shakya. Als er das erste Mal mit Leid, Krankheit und Tod konfrontiert wurde, verließ er Frau und Kind, ließ den königlichen Palast und die Bequemlichkeit hinter sich und begann ein Leben als Asket. So erlangte er im Lebensalter von 35 Jahren die Erleuchtung. Er prägte die Lehre der „Vier edlen Wahrheiten", durch die das Leid und der Kreislauf der Wiedergeburten überwunden werden können.

* **Spandana** – „Spandana" ist die kosmische Schwingung im Universum, aus der die Welt gebildet wurde. Sie kann mit dem Urknall verglichen werden.

* **Stoiker** – Die Stoa gründet auf den griechischen Weisen Zenon von Krition, der 300 v. Chr. in Athen lehrte und die stoische Lebenseinstellung und Philosophie prägte. Stoiker sind daher Vertreter des Stoizismus, die die Ordnung des Lebens anerkennen und alles in Gelassenheit, Seelenruhe und Weisheit betrachten und akzeptieren, unabhängig davon, was geschieht. Sowohl positive als auch negative Erlebnisse werden stoisch hingenommen. Ein bekannter Stoiker war Seneca.

* **Sutra/Sutren** – Das „Yogasutra" besteht aus Sutren, die mit „Faden" übersetzt die einzelnen Verse des Werkes darstellen. Diese sind knapp verfasst, enthalten nur das Wesentliche und bilden den Inhalt vieler indischer Lehrtexte. Die Art der Versform erlaubt viele Deutungen und ist häufig auch sehr symbolisch oder bildreich gestaltet.

⋆ **Swadhyaya** – Das Wort bezeichnet die Selbstreflexion und Analyse, ebenso das Studieren und Verinnerlichen der Yogaschriften.

⋆ **Syrya** – Syrya ist der Sonnengott, zu dem Patanjalis Mutter Gonika betet, um einen Schüler zu erhalten. Patanjali fiel ihr, laut Legende, nach dem Gebet als kleine Schlange in die Hand.

⋆ **Tamas** – Die „Tamas" sind eine der drei Eigenschaften „Gunas" und stehen für die Trägheit, die überwunden werden muss. Sie wirken verwirrend und hemmend und bilden den Teil der Ichanhaftung.

⋆ **T. Krishnamacharya** – Als Ayurveda-Heiler, Gelehrter und Yoga-Lehrer gilt T. Krishnamacharya als Vater des modernen Yogas und führte das Hatha-Yoga in neuer Form wieder ein. Er wurde 1888 in Karnataka geboren und starb 1989 in Madras. Eines seiner wichtigsten Werke ist die Deutung des „Yogasutras" von Patanjali.

⋆ **T. K. V. Desikachar** – Als indischer Yoga-Lehrer schrieb T. K. V. Desikachar wichtige Werke zum Yoga und eine Einführung in das Werk von Patanjali. Er wurde 1938 in Mysore geboren und starb 2016 in Chennai. Er war der Sohn von T. Krishnamacharya.

⋆ **Udana** – Die Bezeichnung umschreibt die nach oben gerichtete Lebensenergie, durch die Körperfunktionen, der Wille und das Gedächtnis geistig gelenkt werden können. Im Körper hat „Udana" den Ursprung in der Brust und das Zentrum in der Kehle.

⋆ **Upanishaden** – Die Upanishaden sind als eine Sammlung philosophischer Offenbarungstexte ein Teil der Veden. Sie entstanden etwa zwischen 700 v. Chr. und 200 v. Chr. und sind chronologisch geordnet. Begeisterte Leser der „Upanishaden" waren Arthur Schopenhauer und Friedrich Nietzsche.

* **Veda/Veden** – Eine mündlich überlieferte, dann später in Schrift und Sanskrit gefasste Sammlung religiöser Lehren und Gesänge. Viele Brahmanen streben danach, die „Veden“ auswendig zu lernen. Es gibt vier verschiedene Veden, den „Rigveda“, den „Samaveda“, den schwarzen und weißen „Yajurveda“ und den „Atharvaveda“. Das „Agamas“, das Teil der Tantra-Lehre ist, gilt häufig als der fünfte Veda.

* **Videhamukti** – „Vidahamukti“ ist die Befreiung ohne Weltanhaftung und Körper. Dieser Zustand wird entsprechend nicht im Leben, sondern erst nach dem Tod erreicht und ist einer von zwei verschiedenen. Der andere ist „Jivanmutki“, der als Erleuchtung während des Lebens stattfindet und mit der Welt noch verhaftet ist.

* **Vidya** – Das Sanskritwort steht für Erkenntnis und Weisheit und schließt sowohl das praktische als auch spirituelle Wissen ein. Das daran angelehnte Vidya-Yoga beinhaltet vor allen Dingen das Rezitieren von Mantren.

* **Vishnu** – Vishnu ist die Manifestation des Göttlichen und der Erhalter im Hinduismus. Er bildet einen der drei Götter der indischen Trinität mit Brahma und Shiva. Er wird meistens ruhend auf der zusammengerollten Schlange Shesha dargestellt. Beide befinden sich im unendlichen kosmischen Ozean.

* **Vritti** – Mit diesem Sanskritwort ist die Gedankenwelle gemeint, die die Wahrnehmung beeinflusst.

* **Vyasa** – Vyasa gilt als „Ordner der Veden“ und war ein mythischer Dichter. Er begründete den „Vedanta“.

* **Yamas** – Die erste Stufe des achtgliedrigen Pfads. Sie steht für das Verhältnis zur Umwelt und bezeichnet die eigene Haltung anderen -gegenüber.

* **Yang-Yoga** – Das Yang-Yoga ist das aktive Yoga mit schnellen Bewegungen und Körperpositionen. Es ist häufig mit dem Yin-Yoga kombiniert.

* **Yin-Yoga** – Das Yin-Yoga ist ein passives Yoga mit langsamen Körperstellungen und der geistigen Kontemplation, um innere Gelassenheit und Ruhe zu erlangen. Es bildet den Gegenpart zum Yang-Yoga.

* **Yogasutra** – Das „Yogasutra" ist das wichtigste Werk von Patanjali über die acht Glieder des Yogas. Der Text ist in 196 Sutren gegliedert und wurde irgendwann zwischen dem 2. und 4. Jahrhundert n. Chr. verfasst. Er gilt als Leitfaden für alle Yogarichtungen und enthält die Einführung und die Grundsätze des Yogas.

* **Yoga Vasistha** – Das „Yoga Vasistha" ist ein bekanntes philosophisches Schriftwerk im Sanskrit, das der indische Autor Valmiki verfasst haben soll. Es entstand wahrscheinlich im 8. Jahrhundert n. Chr. und enthält 32.000 Verse.

Haftungsausschluss

Dieses Buch enthält Meinungen und Ideen des Autors und hat die Absicht, Menschen hilfreiches und informatives Wissen zu vermitteln. Die enthaltenen Strategien passen möglicherweise nicht zu jedem Leser, und es gibt keine Garantie dafür, dass sie auch wirklich bei jedem funktionieren. Die Benutzung dieses Buchs und die Umsetzung der darin enthaltenden Informationen erfolgt ausdrücklich auf eigenes Risiko. Haftungsansprüche gegen den Autor für Schäden materieller oder ideeller Art, die durch die Nutzung oder Nichtnutzung der Informationen bzw. durch die Nutzung fehlerhafter und/oder unvollständiger Informationen verursacht wurden, sind ausdrücklich ausgeschlossen. Das Werk, inklusive aller Inhalte, gewährt keine Garantie oder Gewähr für Aktualität, Korrektheit, Vollständigkeit und Qualität der bereitgestellten Informationen. Druckfehler und Fehlinformationen können nicht vollständig ausgeschlossen werden.

Impressum

Autor wird vertreten durch: David Brey

Anschrift: Meisterleinsplatz 12 90489 Nürnberg

Covergestaltung und –konzept: Lauria

Lektorat: Matthias Fritze

Buchdesign: Balasubramanian Nambi

Coverbild & Vektoren: depositphotos.com: Vasilek

Jahr der Veröffentlichung: 2019

Verantwortlich für den Druck: Amazon Distribution GmbH, Leipzig